DE

LA DIPHTÉRIE

CONSÉCUTIVE

A LA ROUGEOLE

PAR

Le Docteur Paul RENAULT

Ancien interne en médecine et en chirurgie des hôpitaux de Paris
De l'hôpital Trousseau (Enfants) et de la Maternité de l'hôpital Saint-Louis
Médaille de bronze de l'Assistance publique

PARIS

G. STEINHEIL, ÉDITEUR

2, RUE CASIMIR-DELAVIGNE, 2

—

1886

DE

LA DIPHTÉRIE

CONSÉCUTIVE

A LA ROUGEOLE

DE
LA DIPHTÉRIE

CONSÉCUTIVE

A LA ROUGEOLE

PAR

Le Docteur Paul RENAULT

Ancien interne en médecine et en chirurgie des hôpitaux de Paris
De l'hôpital Trousseau (Enfants) et de la Maternité de l'hôpital Saint-Louis
Médaille de bronze de l'Assistance publique

PARIS

G. STEINHEIL, ÉDITEUR

2 RUE CASIMIR-DELAVIGNE, 2

—

1886

DE

LA DIPHTÉRIE

CONSÉCUTIVE

A LA ROUGEOLE

> « S'il meurt plus de monde dans la petite vérole que
> « par ses suites, il en meurt davantage des suites de
> « la rougeole que dans cette maladie, et peut-être
> « autant dans celle-ci que dans l'autre. »
>
> STOLL. — *Aphorismes sur la connaissance et la curation des fièvres.*

Historique.

connaissance des complications diphtériques de
ɪgeole est de date relativement récente, car si
. éruption morbilleuse était parfaitement décrite depuis
les remarquables ouvrages de Sydenham et de Morton,
toutes les angines graves furent confondues jusqu'à la
mémorable découverte de Bretonneau.

Sydenham, Borsieri qui ont tracé avec tant de soin

les caractères de l'exanthème rougeoleux, sont très brefs sur les complications de la maladie, et ne signalent pas dans ses suites l'apparition d'angines graves.

Rosen de Rosenstein est, croyons-nous, le premier auteur qui saisit les rapports existants entre la diphtérie et la rougeole (1). Rappelant la gravité dans certains cas de cette dernière maladie (morbilli, petite peste), il raconte que dans l'épidémie de Vienne, en 1732, « presque tous les malades étaient attaqués de gangrène dans la gorge, et périssaient le trois ou le quatre de la maladie ». Plus loin, traitant « de la croup ou suffocation striduleuse, avec une peau morbifique dans la trachée », il dit que « dès qu'un enfant se plaint d'un malaise au larynx, et a la respiration gênée, il faut aussitôt prendre garde... si l'enfant a eu depuis peu un rhume de long cours, une coqueluche, la rougeole ou la petite vérole. Dans tous ces cas-ci, on a lieu de craindre cette maladie meurtrière ».

Underwood cite les conclusions de Rosen, sans rien leur ajouter.

P.-J. Frank (2) parle d'angines ulcéreuses pouvant compliquer la rougeole : cynanchis alios, et quidem nervosæ, ulcerosæ, symptomata divexant.

Huxham a observé aussi, notamment dans la constitution épidémique du mois de juillet 1745, des angines ulcéreuses et gangréneuses survenant à la suite de la rougeole : haud raro ophthalmia, angina et ulcera fau-

(1) *Traité des maladies des enfants*, par Rosen de Rosenstein, traduit par Le Febvre de Villebrune: Montpellier, 1792, p. 240 et 194.
(2) *De curandis hominum morbis*. Mannheim, 1792, t. 3, p. 212.

cium succedunt; plus semel hoc mense notavi faucium et oris gangrænam.

Dans l'épidémie qui sévit à l'hôpital des Enfants-Malades en 1809, les deux tiers des enfants furent atteints pendant le mois de mai d'une angine laryngée grave (1).

Bretonneau n'a pas observé de cas de diphtérie consécutifs à la rougeole, on ne trouve non plus aucun renseignement dans les dictionnaires en 30 vol. (Guersant et Blache) et en 15 volumes (Rayer). C'est surtout dans le cours de certaines épidémies de rougeole que la diphtérie est signalée comme une complication, quelquefois très importante : à Bonn, en 1830 (2), à Genève, en 1832 (3). Des cas nombreux de croup ont été observés pendant l'épidémie qui a régné en 1837 et 1838 dans le district de Bisigheim, le croup se manifestait pendant la période de desquamation (4).

Dans l'épidémie qui a sévi à Londres, vers la fin de 1842, West a trouvé souvent des plaques pseudo-membraneuses sur le voile du palais, les amygdales, le pharynx, où même toute l'étendue de l'œsophage ; des fausses membranes et des ulcérations occupaient l'épiglotte et le larynx. (Journal des Kinderkrankheiten, avril 1844.)

Rilliet et Barthez consacrèrent un article d'ensemble aux laryngites pseudo-membraneuses secondaires, nous

(1) Campaignac. *Th. de Paris*, 1812.
(2) Wolf. *De morbillorum epidemia annis 1829 et 1830. Bonnæ et in agro bonnensi grassante*. Bonnæ, 1831.
(3) Lombard. *Gazette médicale*, 1833.
(4) Hauff. *Medicin abhandlungen*. Stuttgart, 1839.

aurons à revenir sur cet important travail lorsque nous rechercherons la nature du croup morbilleux.

Depuis, la plupart des auteurs ont consacré quelques lignes à la diphtérie secondaire; des observations ont été rapportées dans un certain nombre de thèses, parmi lesquelles nous citerons surtout celles de Millard (1858), Peter (1859), Blanckaert (1868) et Combaud (1879). Cette dernière traite exactement la question que nous avons choisie.

Malgré tous ces travaux, et bien d'autres que nous aurons lieu de citer, le sujet ne nous semble pas épuisé; si les idées que nous allons soutenir sont à peu près admises en France, il n'en est pas de même à l'étranger pour ne citer que deux noms, pris parmi les plus grands, West et Henoch n'admettent pas que les laryngites pseudo-membraneuses secondaires soient toujours de nature diphtérique. Il s'agit là, dit Henoch, de questions qui forment une des plus difficiles parties de la pathologie, aussi prions-nous le lecteur de vouloir bien excuser les trop nombreuses imperfections de notre travail.

Etiologie.

Fréquence. — Il est des maladies auxquelles les milieux impriment de telles différences dans la marche et dans le pronostic, que, considérées ici comme une indisposition passagère, un léger inconvénient à subir, elles sont redoutées là à l'égard des fléaux épidémiques les plus dangereux. On sait quelles allures spéciales le climat, la race, l'époque impriment à un certain nombre d'affections, il en est de même du milieu nosocomial qui crée à lui seul des variations considérables entre une même maladie observée en ville ou à l'hôpital. La coqueluche, la rougeole, passent trop souvent pour des affections insignifiantes, qu'il est inutile d'essayer d'éviter, inutile aussi de traiter ; il semble que les enfants soient obligés de passer par là comme ils passent par la dentition ; et même dans les hôpitaux, la promiscuité des maladies contagieuses a été acceptée pendant des années pour ne cesser qu'hier, et encore incomplètement.

Il y a cependant longtemps que la gravité de la rougeole à l'hôpital est connue. Il y a bien des années qu'un interne de l'hôpital des Enfants-Malades, devenu plus tard médecin du même établissement présenta à l'Assistance publique un mémoire avec cette épigraphe : à l'Hôpital des Enfants on guérit de la maladie initiale, et on meurt de la maladie contractée dans les salles. Et parmi ces affections mortelles intercurrentes, la rougeole tenait une large place.

En 1873, un interne de l'hospice des Enfants-Assistés, Oyon, frappé des ravages de la rougeole, recherchait dans sa thèse les causes de sa gravité. Il signale dans les causes de mort l'importance de la diphtérie : les ravages que cause la diphtérie sur les malades atteints de la rougeole sont plus considérables qu'ailleurs, les enfants très jeunes succombent presque tous. Oyon incrimine l'isolement des rougeoleux dans une seule salle dont « l'air est bientôt saturé de morbides toxiques. » Il préconise la dissémination des rougeoleux dans les salles. Il demande la séparation entre les convalescents de rougeole et les autres enfants, c'est-à-dire une division pour les convalescents.

Maunoir (*Th. de Paris*, 1876) dit de même que la rougeole contractée dans les salles de l'hôpital des Enfants-Malades entraine un pronostic exceptionnellement grave : rougeole et diphtérie ont marché de pair pour le mal qu'elles ont causé du fait de la contagion. La diphtérie entre dans les causes de mort, après la broncho-pneumonie. Combaud (Th. de Paris, 1879. *De la diphtérie secondaire à la rougeole chez les enfants*) recueille dans le service de Parrot plusieurs cas qui forment la base de sa thèse. Béclère insiste enfin dans un travail remarquable (*De la contagion de la rougeole*. Th. de Paris, 1882) sur la gravité excessive de la rougeole à l'hôpital. « Dans bien des cas, dit-il, la diphtérie vient compléter l'œuvre de destruction commencée par la rougeole, et trop souvent elle détermine la mort d'enfants qui auraient certainement guéri sans cette complication. » Sur 60 cas de rougeole contractés à l'hôpital et observés par lui, 14, c'est-à-dire près d'un quart, ont contracté la diphtérie, et 13 en sont morts.

Notre excellent collègue et ami Ménétrier nous a communiqué trois cas de diphtérie secondaire à la rougeole observés d'août 1885 à février 1886, dans le service de M. le professeur Grancher, et à ce moment l'isolement des diphtériques était accompli.

Ces faits font juger de la mortalité considérable de la rougeole et de la fréquence relative de la diphtérie morbilleuse à l'hospice des Enfants-Assistés, et à l'hôpital de la rue de Sèvres. Il en était de même à l'hôpital Ste-Eugénie; nous avons pu consulter le recueil considérable d'observations du service de M. J. Bergeron, de 1874 à 1882. Il ne se passe pas d'année que plusieurs rougeoleux ne contractent la diphtérie et en meurent. Les cas sont un peu plus rares que dans les deux autres hôpitaux, ce qui tient probablement aux essais d'isolement qui étaient tentés.

En somme, jusqu'à l'isolement des diphtériques (réalisé depuis sept ans à Ste-Eugénie, depuis trois ans aux Enfants-Malades), la diphtérie entre pour une part importante dans le nombre effrayant de cas de mort due à la rougeole. Depuis l'isolement, les cas ont un peu diminué, mais ils sont encore trop fréquents, surtout si l'on songe qu'ils sont presque tous suivis de mort. La diphtérie est devenue rare dans les services d'aigus et dans les salles de fièvres éruptives, où les malades séjournent le moins de temps possible, et, étant envoyés en convalescence à la campagne, ne se trouvent pas exposés au contage dans les cours ou les jardins de l'hôpital. Mais dans les services de chroniques, en chirurgie, chez les teigneux, il est toujours trop commun de voir se développer chez les enfants en traitement une série d'affections (scarlatine, rougeole) qui ont la diphtérie pour aboutissant. Souvent plusieurs cas se suivent, simulant une petite épidémie. En somme il y a progrès, mais il n'est pas complet, nous rechercherons, à propos de la prophylaxie, les moyens de diminuer encore les causes de contagion.

En ville, les causes de contagion sont aussi éloignées que possible; l'isolement est en général observé dès les premiers temps de la maladie; il n'y a aucune contamination à redouter de la part du personnel. Les sorties sont aussi tardives que possible, la convalescence se fait souvent loin de la ville, en plein air, et c'est à toutes ces circonstances que la rougeole doit la bénignité qu'elle offre dans la pratique civile. Tandis que la mortalité de la rougeole à l'hôpital, serait, d'après Hagenbach-Burckhardt (1) de 27.27 0/0, plus d'un quart, elle tomberait en ville à 3.63 seulement.

A l'étranger, la gravité de la rougeole nosocomiale n'est pas moindre qu'en France. Hagenbach juge la rougeole aussi dangereuse que la scarlatine et la diphtérie. C'est elle, dit-il, qui fait, après la diphtérie, le plus de victimes. Il rapporte, parmi les complications, 5 cas de

(1) 58e réunion des naturalistes et médecins allemands, tenue à Strasbourg en septembre 1885. In *Revue des mal. de l'enfance*, 1885.

croup. La diphtérie morbilleuse n'est pas rare à Berlin ; Henoch l'a souvent observée, surtout à l'hôpital (Charité) où il n'y a pas d'isolement entre les maladies contagieuses. Dans le relevé des trachéotomies pratiquées en 1882, 1883 et 1884, à la Clinique des maladies des enfants de Berlin, par R. Rosenthal (*Charité Annalen*, 1884, p. 518) on trouve sur 128 cas, outre un assez grand nombre de croups scarlatineux, 10 cas de croup après rougeole.

La fréquence de la diphtérie morbilleuse diffère, comme nous venons de le voir, suivant que l'on observe en ville ou à l'hôpital, et dans ce dernier cas, suivant qu'il y a ou non isolement des diphtériques. Les statistiques ne peuvent donc avoir une grande importance ; nous rapporterons cependant quelques chiffres qui donneront une idée de la fréquence des complications diphtériques à l'hôpital.

Considérée relativement aux autres diphtéries secondaires, la diphtérie morbilleuse est de beaucoup la plus fréquente. Sur 247 cas, Sanné (*Traité de la diphtérie*, p. 353) rapporte parmi les maladies antérieures 137 cas de rougeole (plus de la moitié), 95 de scarlatine, 20 de coqueluche, 8 de fièvre typhoïde. Les autres exemples sont presque tous isolés, à la suite de maladies diverses. Considérée par rapport à la diphtérie en général, on trouve à peu près sur dix cas un de diphtérie consécutive à la rougeole.

Quelle est maintenant la prédisposition des rougeoleux à la diphtérie ? Sur 1,453 rougeoles passées dans le service de Barthez pendant 20 ans, 137 se sont compliquées de diphtérie, ce qui donne une proportion de 1/10. Ranchfuss (*Gerhardt Handbuch der kinderkrankheiten*, t. 3) trouve 50 cas de diphtérie pour 1,176 rougeoles, ce qui donne la moitié de la proportion précédente. D'ailleurs ces chiffres sont sujets à varier suivant les pays et les épidémies.

Causes occasionnelles ou adjuvantes. — Nous avons rapporté, à propos de l'historique, les cas ou le génie épidémique a semblé jouer le plus grand rôle dans l'étiologie de la complication diphtérique, non seulement au point de vue du nombre des cas de rougeole suivis de diphtérie, mais aussi au point de vue de la gravité relative de cette dernière. L'influence nosocomiale a été aussi étudiée ; il nous reste à parler des causes occasionnelles qui peuvent favoriser l'apparition de la diphtérie. Ces causes peuvent tenir à l'enfant, ou à la maladie antérieure.

Toutes nos observations sont relatives à des enfants. Cela tient à la plus grande fréquence de la rougeole dans les premières années, et le jeune âge lui-même semble une cause déterminante, car chez l'adulte, la rougeole ne se complique de diphtérie que dans des cas exceptionnels (Brouardel). Sur 107 cas, nous trouvons les âges suivants :

De 1 à 2 ans	9
2 »	26
3 »	20
4 »	25
5 »	11

6 ans....................	10
7 »	2
8 »	1
Au-delà de 10 »	3

La diphtérie devient donc rare à partir de six ans, et elle présente sa plus grande fréquence de 2 à 4 ans. Elle suit en cela la fréquence de la maladie initiale. Il faut songer aussi que les enfants ne sont reçus qu'à partir de deux ans dans les hôpitaux; nous manquons de renseignements pour les deux premières années, mais la fréquence de la diphtérie morbilleuse, à l'hospice des Enfants-Assistés, nous porte à croire qu'elle est très commune pendant les premiers mois de la vie. Ainsi que nous l'avons dit, elle sévit surtout dans les basses classes.

Le sexe ne semble avoir aucune influeuce sur son développement. Nous trouvons un peu plus de garçons que de filles, mais le chiffre n'a pas d'importance.

La diphtérie morbilleuse est peut être plus fréquente pendant les mois d'hiver (décembre, janvier, février), mais des cas sporadiques se montrent pendant toute l'année.

La gravité de la maladie antérieure a-t-elle une influence sur le développement ultérieur de la diphté-rie? On serait tenté de le croire, et il semble que des sujets débilités par des complications antérieures (broncho-pneumonie, entérite), doivent être plus prédisposés à la contagion; les excoriations, les plaies, la conjonctivite, doivent aussi être autant de portes ouvertes au microbe. Cependant, presque toutes les observations se bornent à signaler l'éruption morbilleuse antérieure, sans noter les phénomènes généraux; seule, la bronchite est quelquefois indiquée. D'ailleurs, la diphtérie devance ordinairement les autres complications de la rougeole.

Epoque d'apparition. — La diphtérie est en effet le plus souvent une complication précoce de la rougeole. Quelquefois elle apparaît avant l'éruption, et dans ces cas c'est la rougeole qui est la complication; nous en rapporterons plus loin des exemples. Le plus souvent elle se développe pendant l'éruption, ou après l'effacement de l'exanthème. L'incubation de la diphtérie débute donc souvent pendant la période correspondante de la rougeole, et l'éruption ne fait que hâter son apparition, ou déterminer ses localisations. L'époque d'apparition de la diphtérie après l'éruption est indiquée dans le tableau suivant :

Jour de l'éruption	16 fois
1 jour après	5
2 jours	4
3 »	6
4 »	6
5 »	5
6 »	5
7 »	4
8 »	4
9 »	2
10 »	1
11 »	3

12 jours............ 4

13 »............... 3

De 25 à 30 »............... 4

La diphtérie fréquente dans les premiers jours, devient plus rare après la première semaine. Dans un certain nombre de cas, l'enfant a été admis avec une éruption rubéolique et des fausses membranes, mais le début de celles-ci n'a pas toujours été précisé.

Nous verrons plus loin le compte qu'il faut tenir de l'époque d'apparition au point de vue du pronostic.

D'après West, le croup morbilleux « commence rarement avant que la rougeole soit sur son déclin, ou avant que le travail de desquamation soit commencé. La production a surtout lieu du troisième au sixième jour, à compter de l'apparition de l'éruption, mais elle se montre plus fréquemment après qu'avant cette période ». Dans les cas observés par Henoch, « la diphtérie se développait ordinairement dans le courant de la deuxième semaine de la maladie ». Cependant, « dans quelques cas la diphtérie et le croup qui en était la conséquence ont apparu à une période plus précoce, par exemple au quatrième jour; et même une fois elle coïncida avec le début de la rougeole.... Ces enfants se trouvant déjà depuis longtemps à la clinique pour d'autres maladies (carie, rachitisme, etc.), il faut bien admettre que l'infection diphtéritique s'est faite en même temps que l'éruption morbilleuse ou peu après, d'où l'apparition presque simultanée des deux maladies ».

Anatomie pathologique.

Nous aurions voulu traiter complètement l'anatomie pathologique. Le temps nous a fait défaut ; nous manquions aussi de la compétence nécessaire pour les recherches bactériologiques qui pourraient probablement établir la nature de la diphtérie secondaire.

Nous ne pouvons donc que répéter brièvement ce qu'ont dit les auteurs sur ce sujet.

Siège. — « Quand la diphtérie succède à un autre état morbide, dit M. Sanné, elle se distingue de la diphtérie primitive par la tendance bien marquée des localisations à occuper les organes qui sont eux-mêmes le siège des déterminations locales les plus accentuées de la maladie primitive. » Il semble, comme le disait Trousseau, que la maladie primitive sollicite la diphtérie à se fixer sur tel ou tel organe.

Les formes graves, généralisées, de la maladie sont aussi plus communes que dans la diphtérie primitive.

Ces deux propositions sont vraies, mais on ne doit pas les prendre dans un sens trop absolu ; sous prétexte que les déterminations pharyngées de la rougeole sont minimes, moins importantes dans les symptômes qui se montrent du côté de la conjonctive ou des fosses nasales, on ne doit pas en conclure à la rareté de l'angine, et à la fréquence de la conjonctivite ou du coryza couenneux. De même que dans la diphtérie primitive, les localisations intéressent principalement le pharynx et le larynx ; il n'est pas rare non plus de voir la diphtérie bornée à une ou deux petites plaques pseudo-membraneuses localisées sur une amygdale.

Les chiffres suivants donnent une idée relative de la fréquence des localisations dans la diphtérie morbilleuse.

Sur 50 cas, Rauchfuss trouve :

    11 angines.

    9 angines et croups.

    30 diphtéries laryngo-trachéales.

Les observations rapportées par Sanné se décomposent ainsi :

    20 fois, larynx seul.

    19 » larynx et gorge.

    4 » gorge, larynx, fosses nasales.

    7 » larynx et bronches.

    3 » gorge, larynx et bronches.

    34 » larynx, plus : fosses nasales, langue, gencives, paupières, etc.

    1 » fosses nasales seules.

Enfin nous avons relevé les chiffres suivants dans nos observations :

    9 fois, angine.

23 fois, angine et croup.
 5 » angine, coryza et croup.
 2 » angine et coryza.
29 » croup.
 1 » croup et coryza.
 1 » croup et diphtérie labiale.
 1 » angine et diphtérie labiale.
 2 » diphtérie oculaire.
 1 » diphtérie oculaire et angine.
 1 » coryza.
 2 » diphtérie généralisée (pharynx, larynx, bouche, lèvres, etc.)

———
77

Le croup vient donc en première ligne, puis l'angine; on remarquera aussi la fréquence des différentes associations dans le siège de la maladie. Dans le nombre des croups nous avons compté non seulement les cas opérés, mais aussi ceux qui n'ont présenté que des altérations de la voix et de la toux, suivant en cela les principes qui règlent la confection des statistiques dans les hôpitaux d'enfants de Paris.

Nous n'avons pas de données certaines pour établir la fréquence de la trachéite et de la bronchite pseudo-membraneuses; il eût fallu posséder toutes les autopsies, le diagnostic pendant la vie étant trop souvent incertain. Cependant nous croyons M. Sanné bien au-dessous de la vérité quand il rapporte seulement dix faits de bronchite pseudo-membraneuse sur 88 cas. Il nous semble que les bronches sont prises dans plus de la moitié des cas qui se terminent par la mort, et cette évaluation est probablement trop faible.

Nous allons maintenant dire quelques mots sur chacune de ces localisations.

Pharynx. — Comme nous venons de le dire, l'angine, seule ou associée au croup, est fréquente. Sur 12 cas de croups secondaires (dont 11 après rougeole) West a observé sept fois une angine concomitante. Blanckaert, sur 12 cas de complications pharyngo-laryngées de la rougeole, a observé quatre angines couenneuses, dont une légère ; moins fréquente qu'après la scarlatine (et encore s'agit-il vraiment là de diphtérie ?) l'angine diphtérique consécutive à la rougeole n'est donc pas rare. D'après Combaud, les fausses membranes occuperaient surtout les amygdales et les piliers du voile, formant rarement une nappe continue, elles se présenteraient sous forme de points ou de plaques ténues, d'une couleur gris sale. La muqueuse sous-jacente est souvent enflammée (West), recouverte de mucosités purulentes ; les amygdales et les piliers sont parfois très tuméfiés ; dans certains cas, la muqueuse est au contraire très pâle. Blanckaert a remarqué que l'angine est plus souvent que dans d'autres maladies suivie de gangrène, dans un cas (obs. XII) la muqueuse du voile du palais se sphacéla en entier.

West a vu deux fois les fausses membranes de la gorge se prolonger dans l'œsophage.

Larynx. — Les lésions observées dans le larynx ont

donné lieu à de nombreuses discussions, que nous retrouverons plus tard. Contentons-nous maintenant d'exposer les faits :

Voici, d'après Archambault, les caractères des croups secondaires : « Anatomiquement, on ne constate pas chez eux une production pseudo-membraneuse aussi abondante et aussi étendue que dans la forme primitive, mais la membrane muqueuse, est, ainsi que je l'ai vu plusieurs fois, malade, ulcérée. C'est une véritable laryngite ulcéreuse avec production pseudo-membraneuse ». Cette description est complètement analogue à celle de West : « L'épiglotte est souvent ulcérée sur ses deux faces, et en partie recouverte de pseudo-membranes. La muqueuse du larynx, ordinairement érodée par de nombreuses petites ulcérations, est recouverte aussi du même dépôt membraneux ». Sur 6 autopsies, il a trouvé 5 fois des fausses membranes et des ulcérations de la muqueuse dans le larynx. Cependant ces ulcérations peuvent manquer : Blache et Guersant signalent seulement une rougeur très vive de la muqueuse laryngée (*art. Rougeole* du dictionnaire en 30 vol.); Rilliet et Barthez disent que les altérations de la muqueuse sont tout à fait analogues à celles de la laryngite érythémateuse grave. Blanckaert, dans 9 cas de laryngite (simple ou diphtérique) consécutive à la rougeole, n'a jamais noté dans le larynx d'ulcérations ou d'érosions.

Au sujet des caractères des fausses membranes dans les laryngites pseudo-membraneuses secondaires, Rilliet et Barthez s'expriment ainsi (1) :

(1) Nous devons faire remarquer (et on songera à cette observa-

« Les fausses membranes, de couleur jaunâtre, sont d'ordinaire plus petites, plus minces, moins adhérentes, plus molles que celles que nous avons étudiées dans le croup; jamais elle ne forment de couches décomposables en plusieurs feuillets. Assez souvent elles sont mélangées à du liquide purulent ou muqueux. Il est fort rare de les voir envahir le larynx tout entier, souvent elles tapissent la face inférieure de l'épiglotte et la partie supérieure du larynx jusqu'au niveau des cordes vocales supérieures ; plus rarement elles recouvrent les cordes vocales elles-mêmes et s'insinuent dans les ventricules du larynx. »

Archambault et Blanckaert ont fait les mêmes observations, pourtant ce dernier auteur a vu dans un cas le larynx recouvert par des fausses membranes très étendues.

West, Rilliet et Barthez, n'ont pas vu les fausses membranes s'étendre dans la trachée. La trachéo-bronchite a, au contraire, été souvent notée par Rauchfuss, par Combaud, on en trouve aussi des observations dans les thèses de Boudin (1835) et d'Evrard (1869). Nous croyons la bronchite diphtérique fréquemment associée à la broncho-pneumonie finale.

Autres localisations. — La diphtérie morbilleuse peut s'observer partout; dans les fosses nasales, sur les

tion chaque fois que nous citerons Rilliet et Barthez) que sur les 11 cas de laryngite pseudo-membraneuse qui ont servi de base à la description de ces remarquables observateurs, 2 seulement concernent des laryngites morbilleuses. Le plus grand nombre se rapporte à la scarlatine.

conjonctives, derrière les oreilles, sur les lèvres, la muqueuse de la bouche, la vulve, sur les plaies ou sur les surfaces dénudées par un vésicatoire. Nous n'avons rien à dire de spécial sur ces différents points, si ce n'est la transformation possible d'une inflammation simple en une manifestation diphtérique. C'est ainsi qu'un écoulement nasal, d'abord catarrhal, muco-purulent, pourra plus tard revêtir des caractères spécifiques et déceler ainsi l'apparition de la diphtérie. Souvent aussi la rougeole produit, notamment à la face, aux points où la muqueuse se continue avec la peau (lèvres, paupières) des fissures, des petites ulcérations mal définies, ressemblant assez à celles de la stomatite ulcéreuse, ulcérations que M. Bergeron appelle phagédéniques et Henoch nécrotiques ; un exsudat grisâtre les recouvre, qui bientôt fait place à une véritable fausse membrane.

Lésions concomitantes. — A l'autopsie, on trouve naturellement les lésions générales de la diphtérie, et celles dues aux complications possibles de la rougeole. Signalons seulement la fréquence et l'intensité des engorgements ganglionnaires dans la diphtérie morbilleuse, la suppuration, l'ouverture des abcès ganglionnaires, et la gangrène possible de la plaie (Blanckaert, Henoch). Disons aussi que dans l'immense majorité des cas mortels, la broncho-pneumonie constatée à l'ouverture du cadavre, doit entrer pour une grande part dans les causes de la terminaison fatale. Nous n'insisterons pas sur les lésions de cette broncho-pneumonie, renvoyant pour son étude à la thèse de notre cher ami Darier (1885).

Symptomatologie.

Comme le fait remarquer M. Sanné, la diphtérie secondaire diffère peu, au point de vue des symptômes pris isolément, de la diphtérie primitive; ce qui la distingue, c'est l'association de divers signes, c'est aussi et surtout la marche de la maladie.

La diphtérie morbilleuse prend généralement un caractère de malignité, sur lequel avait déjà insisté Trousseau, et que tous les auteurs ont signalé depuis, et cette gravité se montre « soit qu'elle se développe sur les membranes muqueuses du vagin, dans les plis de la peau, là où l'enveloppe cutanée présente chez les jeunes sujets une si grande analogie avec les membranes muqueuses, soit qu'elle apparaisse, ce qui est le plus fréquent, sur les membranes buccale, pharyngienne, nasale ». Pour la commodité de la description, nous étudierons séparément chaque localisation, puis nous reviendrons sur leur association et sur la manière d'être générale de la *diphtérie* morbilleuse. Nous nous efforcerons autant que possible de rester dans les limites du sujet, n'ayant pas à reprendre ici la description de la diphtérie commune.

ANGINE

En général, l'angine, à son début, attire beaucoup moins l'attention que le croup, les troubles fonctionnels passent souvent inaperçus, la dysphagie paraît nulle, l'enfant étant le plus souvent soumis à une alimentation liquide, et souvent l'engorgement ganglionnaire est le premier signe qui sollicite l'examen de la gorge. Aussi doit-on avoir toujours présente à l'esprit l'éventualité de la diphtérie, et doit-on examiner la gorge, les fosses nasales des rougeoleux, avec autant de fréquence et de soin que l'on examine leur poitrine.

Si l'on peut assister au début de la maladie, on voit sur une ou sur les deux amygdales, rouges et tuméfiées, de petites fausses membranes qui, dans les cas bénins, n'ont aucune tendance à l'extension, et se reproduisent lentement lorsqu'elles ont été enlevées. L'engorgement ganglionnaire est peu accusé, parfois unilatéral, les ganglions sont durs, peu douloureux, roulant sous le doigt, sans empâtement périphérique ; ils siègent surtout vers l'angle de la mâchoire. Les phénomènes généraux sont nuls ; pas de fièvre ; pas d'albuminurie. Seules, les fausses membranes persistent pendant un temps plus ou moins long, parfois une quinzaine de jours. Si d'autre part il n'existe ni croup, ni coryza couenneux, on peut espérer une terminaison favorable, un écoulement nasal jaunâtre ou verdâtre, muco-purulent n'est pas en général d'un pronostic grave. La paralysie est rare à la suite de cette forme légère, surtout la paralysie grave.

Malheureusement les formes graves sont bien plus fréquentes, et elles peuvent tuer de deux manières, soit par intoxication diphtérique, soit surtout par propagation des fausses membranes aux voies aériennes. Si l'on ne pratique pas méthodiquement l'examen de la gorge, l'attention sera néanmoins bientôt attirée par deux signes très importants. l'élévation de température et la tuméfaction ganglionnaire, auxquels viendront bientôt se joindre le jetâge nasal et des phénomènes généraux graves.

L'élévation de température n'est pas propre à la diphtérie; on l'observe dans toutes les complications, notamment dans la broncho-pneumonie; mais si les poumons ne présentent que le catarrhe bronchique habituel, si on ne trouve nulle part d'abcès qui puisse expliquer la recrudescence de la fièvre, alors il faut rechercher la diphtérie. L'aspect seul de l'enfant engage à cet examen; la figure est plombée, marbrée encore par les taches pâlissantes de la rougeole : le faciès exprime l'abattement, souvent la bouche entr'ouverte laisse écouler la salive : des narines s'écoule goutte à goutte et sans cesse un liquide rosé qui rougit et ulcère la lèvre supérieure. Toute la région sous-maxillaire est tuméfiée, tendue, comme œdémateuse, le palpation y fait reconnaître des deux côtés des ganglions volumineux, douloureux, parfois ramollis, semblant enchâssés dans l'inflammation conjonctive qui les entoure. Souvent enfin une haleine infecte ne renseigne aussi que trop sur la gravité de la diphtérie.

En examinant la gorge, ce qui est parfois difficile

dans la gêne où est l'enfant d'ouvrir convenablement la
bouche, les deux amygdales et la luette apparaissent,
rouges, tuméfiées au point de se rapprocher et de masquer la paroi postérieure du pharynx ; des fausses membranes grisâtres ou noirâtres les recouvrent, molles,
pulpeuses, épaisses, et si on les détache avec un pin-
ceau ou le doigt recouvert d'un linge, la muqueuse se
voit au-dessous saignante, souvent creusée d'ulcérations.
L'état général n'est pas moins atteint, nous avons parlé
de la prostration ; du côté du tube digestif, il faut noter
l'anorexie, un des symptômes parfois les plus difficiles
à vaincre, les vomissements, la diarrhée ; du côté des
reins, une albuminurie abondante.

Quelquefois la diphtérie ne s'étend pas, et l'absence
d'asphyxie prolonge un peu la vie ; dans ce cas, on peut
voir les ganglions s'abcéder, donner lieu à des fusées
purulentes que l'on ouvre sans grand espoir ; les bords
de la plaie peuvent se décoller, s'enflammer, se recouvrir à leur tour de fausses membranes. Dans des cas très
rares, par des soins de tous les moments et en surveillant
l'alimentation, on parvient à limiter le mal ; mais il ne
faut pas encore espérer la guérison, et on ne doit même
pas la faire entrevoir car le collapsus, la paralysie cardiaque tuent les malades à la veille de la guérison. M. Cadet
de Gassicourt a insisté, avec juste raison, sur les rapports
qui existent entre la gravité de la diphtérie et celle de
la paralysie consécutive : les paralysies graves suivent
les diphtéries graves. Nous trouvons dans nos observations deux cas de mort de ce genre.

La statistique de R. Rosenthal rapporte aussi plusieurs

cas de mort, par paralysie cardiaque à la suite de diphtérie secondaire grave (jetage, gonflement ganglionnaire,
fétidité de l'haleine).

Le plus souvent la mort arrive par extension de la
diphtérie (bouche, lèvres, etc.), surtout du côté des
voies respiratoires, par croup et bronchó-pneumonie.
La voix devient rauque, puis très rapidement voilée,
éteinte, le tirage apparaît, puis des signes d'inflammation
lobulaire; l'enfant ne survit que quelques heures à la
trachéotomie; parfois la violence de l'empoisonnement
diphtérique fait rejeter l'opération. Le croup succède
quelquefois aux formes légères de l'angine, dans ces cas,
le pronostic reste presque aussi grave ; la mort par
asphyxie est la règle.

La durée de l'angine est très variable : l'angine grave
tue ordinairement dans le courant de la première
semaine; quand le croup survient, la mort arrive deux ou
trois jours après les premiers symptômes du côté de la
voix et de la toux. Les angines légères ont en général une
durée plus longue, les fausses membranes renaissant sur
place pendant un ou deux septenaires.

La terminaison varie suivant que l'angine est bénigne
ou grave, suivant qu'elle est ou non compliquée de croup.
Nos observations nous donnent les chiffres suivants :

Angines bénignes   6 :   6 guérisons.
Angines graves   10 :   1 guérison,   9 morts.
Angines et croup   26 :   4 guérisons, 22   »

Le croup entre pour la plus grande part dans les cas
de mort, on devra donc même dans les angines légères,

réserver le pronostic jusqu'à la disparition complète et durable des fausses membranes.

CROUP

L'angine diphtérique morbilleuse n'a guère, en dehors de sa gravité habituelle, de symptômes propres qui la différencient de l'angine maligne vulgaire ; au contraire, presque tous les auteurs ont cherché à distinguer le croup, morbilleux du croup primitif ; Rilliet et Barthez établissent même un parallèle entre les symptômes de la laryngite pseudo-membraneuse secondaire et ceux du croup, parallèle dont tous les termes sont successivement opposés l'un à l'autre. Après avoir exposé la description des différents auteurs, nous reprendrons, d'après nos observations, l'étude des symptômes en particulier, et nous essaierons alors de rechercher les signes communs et les signes distinctifs que le croup morbilleux offre avec la diphtérie laryngée primitive.

« Comme symptômes des croups secondaires, on constate, dit Archambault (*Leçons sur le croup*, Union médicale, 1877, t. 24, p. 179), une altération de la voix et de la toux moins franchement croupale que dans les formes primitives ; la marche des symptômes est plus lente, l'asphyxie se produit moins près du début, et les accès de suffocation sont plus rares et moins intenses ; il ne paraît pas y avoir de spasme. C'est une sorte de laryngite à marche lente. »

Blanckaert donne, d'après Roger, une description à

peu près analogue : Le croup se développe en silence, à partir du deuxième jour de l'éruption, ordinairement d'emblée. Quelquefois ses symptômes sont au complet : raucité, enrouement, extinction de la voix, dyspnée progressive, tirage, accès de suffocation, etc. Cependant la rougeole exerce, dans le plus grand nombre des cas, une grande influence sur les symptômes du croup, et les modifie plus ou moins . les symptômes locaux s'atténuent, la dyspnée est moindre, souvent le murmure vésiculaire est conservé, parce que (Roger) les fausses membranes du croup morbilleux sont souvent très molles et très minces, et laissent passer une quantité d'air suffisante pour produire les bruits normaux et morbides ; quelquefois enfin on peut voir des enfants succomber sans avoir présenté, ni l'enrouement de la voix, ni la raucité de la toux, ni l'expectoration caractéristique, ni le sifflement laryngo-trachéal, ni les accès de suffocation. Cette absence de symptômes est d'ailleurs rare ; ordinairement, les altérations de la voix et de la toux, ainsi que la dyspnée, persistent.

Pour Rilliet et Barthez, les caractères sont encore bien plus tranchés : « La laryngite pseudo-membraneuse secondaire, toute différente du croup, ressemble presque entièrement à la laryngite secondaire simple. Elle débute par une toux fréquente, sèche ou humide, qui n'est presque jamais rauque ; la voix reste souvent naturelle, ou bien elle est basse et voilée, puis éteinte ; il n'y a presque jamais d'accès de suffocation ; le sifflement laryngo-trachéal manque ; l'expectoration est nulle ou muqueuse, jamais pseudo-membraneuse ». A côté de cette forme, ils admettent des croups secondaires, mais, dont la description varie suivant chaque fait particulier.

« Ainsi, chez l'un, c'est la toux qui n'offre pas le timbre croupal, et la voix qui reste simplement enrouée, tandis que les accès de suffocation sont très marqués et suivis du rejet de pseudo-membranes. Chez un autre, la toux est creuse ou rauque, la voix aphone, mais en même temps la respiration est médiocrement accélérée, une seule fois, l'un de nous, à Paris, a pu observer des accès de suffocation et du sifflement laryngo-trachéal. Dans tous les autres cas, ces symptômes ont manqué ».

La description la plus complète du croup secondaire a été faite par West, qui depuis longtemps déjà (*Medical gazette*, 5 août 1843), en avait observé de nombreux exemples à la suite de la rougeole. Cette remarquable description mérite d'être citée en entier : « Il y a une autre forme de la maladie, que beaucoup de ses caractères rapprochent de la diphtérie, d'autres du croup, et qui se présente à nous comme une complication très dangereuse de quelque autre affection, presque toujours de la rougeole.

« Cette variété de croup commence rarement avant que la rougeole soit sur son déclin, ou avant que le travail de desquamation soit commencé. Sa production a surtout lieu du troisième au sixième jour, à compter de l'apparition de l'éruption, mais elle se montre plus fréquemment après qu'avant cette période. Elle se traduit souvent, dès le début, par des symptômes très marqués; mais il arrive fréquemment que la nature de la maladie est masquée et sa marche insidieuse, et que le degré des troubles existants pendant la vie ne donne pas une idée exacte de l'importance des désordres locaux que l'autopsie peut révéler. Par elle-même, cette forme est au plus haut point dangereuse, et le danger qu'elle fait courir se trouve encore augmenté par la coexistence fréquente d'une inflammation pulmonaire, qui concourt en outre à masquer les symptômes du croup.

« Quand l'affection laryngée survient trois ou quatre jours après l'apparition de la rougeole, sa présence se révèle habituellement par des symptômes beaucoup plus évidents que quand elle se montre après qu'un laps de temps s'est écoulé depuis la cessation des symptômes fébriles ; quelquefois, pourtant, elle se développe inaperçue en même temps que la rougeole, et amène la terminaison fatale au moment où le médecin y pense le moins. En pareils cas l'enfant est évidemment malade d'une manière plus sérieuse qu'on ne peut l'expliquer par la rougeole ; mais il n'articule aucune plainte déterminée, et il n'existe aucun indice d'un trouble spécial dans aucun organe. Il y a de l'assoupissement, de la répugnance à avaler, et peu de disposition à parler ; mais la toux peut être très légère, la respiration exempte de tout sifflement croupal, et l'enfant parle à voix si basse qu'il est presque impossible de savoir si celle-ci présente une altération.

« Dans de telles circonstances, l'observation la plus attentive est nécessaire pour éviter l'erreur. La perte de la voix devrait elle-même attirer l'attention vers le larynx ; il faut étudier attentivement les cris, exercer une pression sur le larynx pour s'assurer s'il existe beaucoup de sensibilité, et ne jamais manquer de faire l'inspection de la gorge.

« Un peu moins obscurs, et beaucoup plus fréquents sont les faits dans lesquels l'affection du larynx survient après la desquamation. Le rétablissement s'est jusqu'à un certain point bien effectué, lorsque avec ou sans augmentation de la toux et du catarrhe morbilleux, la fièvre se rallume, et l'enfant retombe malade, en apparence sans cause suffisante.

« Quelquefois une toux sonore, avec altération des bruits respiratoires, accuse la nature de la maladie, mais d'autres fois il n'y a pas d'autres symptômes qu'un assoupissement inusité, de la répugnance à parler, une altération du timbre de la voix, avec la crainte d'avaler, ou une véritable difficulté dans l'acte de la déglutition.

« Dans de nombreux cas, la déglutition n'offre presque aucune difficulté, et je me rappelle seulement un cas où celle-ci était si grande que les liquides revenaient par le nez. Mais, même malgré le peu d'importance de ces symptômes, on observera habituellement, à l'examen de la bouche, que les gencives ont une apparence fongueuse, ou sont ulcérées, que la langue a une rougeur ou une sécheresse anormales, et que de petites ulcération' aphtheuses se sont formées sur les bords de la muqueuse qui tapisse la bouche. On trouvera habituellement le voile du palais rouge et tuméfié, et on y observera des fausses membranes, ainsi que sur les amygdales. Dans ces cas, si la maladie se termine par la mort, celle-ci survient à une époque très variable, bien que la maladie, le plus souvent, ait une marche jusqu'à un certain point chronique. La force du malade décline chaque jour, et l'amaigrissement fait des progrès rapides; pourtant il ne se montre aucun symptôme aigu. Il y a une grande agitation, et l'enfant ne semble bien dans aucune position; quelquefois il se tient constamment assis sur son lit, le malaise et la dyspnée succédant à toute tentative pour le faire tenir dans la position horizontale.

« L'altération de la voix est suivie d'une aphonie complète; la toux fréquente et douloureuse qui avait auparavant causé beaucoup de fatigue cesse tout à fait; et bien que l'enfant ait évidemment soif, souvent il refuse de boire ou n'avale qu'avec difficulté. Il survient habituellement de la diarrhée, ou une pneumonie qui hâte la mort; pourtant quelquefois l'exacerbation des symptômes du croup, jointe à la faiblesse croissante de l'enfant, sont les seules causes de la terminaison fatale ».

A ce tableau, il n'y a presque rien à ajouter. West nous semble avoir laissé de côté la trachéotomie, et l'influence de cette opération sur la marche ultérieure de la maladie. Nous allons essayer aussi d'entrer plus avant dans l'étude des symptômes.

Epoque d'apparition. — Nous avons rapporté plus haut les indications tirées de nos observations sur l'époque d'apparition de la diphtérie, et on a vu qu'un assez grand nombre de cas se développaient en même temps que l'exanthème. La plupart de ces cas s'appliquent à des diphtéries graves, généralisées; bien que le croup puisse se montrer à cette période, il est beaucoup plus fréquent de le voir se développer pendant la première ou la deuxième semaine de l'éruption ; nous croyons même que l'influence de la rougeole s'étend aux croups qui peuvent se développer trois semaines ou un mois après la première affection. Nous nous trouvons donc d'accord avec tous les auteurs : Rilliet et Barthez (du 4ᵉ au 13ᵉ jour), West (du 3ᵉ au 6ᵉ et au delà), et Henoch (ordinairement 2ᵉ semaine).

Dans les cas rares où les deux affections se développent simultanément, on manque la plupart du temps de renseignements précis sur les symptômes ; les enfants sont apportés à l'hôpital dans un état voisin de l'asphyxie ; on court au plus pressé, c'est-à-dire à l'opération, rendue presque toujours inefficace par la gravité de la maladie générale, ou par des complications broncho-pneumoniques précoces.

Dans les cas, heureusement plus nombreux, où le croup se développe chez un enfant déjà observé et traité à l'hôpital pour la rougeole, on peut faire une étude beaucoup plus complète de la maladie, surtout si l'on est constamment en éveil, comme on doit l'être.

Tantôt le croup se développe sans manifestation laryngée antérieure, à l'instar du croup primitif, tantôt, et c'est assez fréquent, il existe déjà auparavant des altérations de la voix et de la toux due au catarrhe laryngien de la période d'invasion. Dans ce cas, la raucité de la voix, la fréquence et le timbre de la toux ont peu de valeur diagnostique ; dans la plupart des cas rapportés par Rilliet et Barthez (9 sur 11), la toux n'a présenté aucun caractère spécial ; une fois elle a été métallique, une autre fois rauque, seulement le jour de la mort. Dans la moitié des cas, la voix ne subit pas non plus de modifications. Quelques auteurs (West, Henoch) ont noté la douleur du larynx provoquée par la pression; Rilliet et Barthez l'ont observée seulement une fois. C'est d'ailleurs un symptôme commun à toutes les laryngites, surtout à la laryngite ulcéreuse, qui peut aussi compliquer la rougeole, et qui attire seulement l'attention du côté du larynx.

Les phénomènes généraux sont de même au début peu accentués, la reprise de la fièvre est ordinairement peu intense, et n'attire guère l'attention que quand l'enfant, déjà convalescent, est depuis plusieurs jours dans une apyrexie complète. L'albuminurie manque, ou est insigniflante dans les cas non accompagnés d'angine, c'est-à-dire ceux dont nous parlons maintenant. L'abattement, la perte d'appétit, sont communs à toute complication.

Le diagnostic peut donc rester hésitant jusqu'au moment où apparaissent les signes proprement dits de la laryngo-sténose. La voix et la toux changent de caractère, elles deviennent basses, voilées, étouffées quelquefois elles sont ainsi dès le début. L'enfant évite de parler. Dans le croup primitif il n'est pas très rare que la voix soit conservée presque intacte jusqu'au moment où on pratique la trachéotomie, ce fait nous paraît exceptionnel dans le croup morbilleux. Archambault dit que la voix et la toux sont moins franchement croupales que dans la diphtérie laryngée primitive. Il pren probablement le mot croupales dans l'acception vulgaire, et il a raison s'il veut dire par là que la voix est moins éraillée, moins rauque. La faiblesse de la voix tient probablement à la debilitation antérieure de l'enfant.

De même, le sifflement respiratoire est moins marqué que dans le croup d'emblée. West avait remarqué la rareté de la respiration sifflante. « Deux malades seulement, observés par Rilliet et Barthez avaient l'expiration bruyante, un peu sifflante; elle égalait l'inspiration en longueur, mais n'était en aucune façon semblable au sifflement laryngo-trachéal du croup. »

Les mèmes auteurs insistent sur ce fait qu'aucun de leurs onze malades n'a rejeté de fausses membranes, « résultat important, disent-ils, et que nous ne devons pas regarder comme une simple coïncidence. On en trouve l'explication dans le peu d'étendue des plaques couenneuses, et dans l'absence des accès de suffocation qui nécessitent de violents efforts expiratoires ». Le rejet de fausses membranes n'est pas non plus noté dans nos observations, cependant nous ne croyons pas que ce signe ait grande valeur, et qu'on puisse l'opposer à ce qui se passe dans le croup primitif. Tous les croupeux ne rejettent pas de fausses membranes. « L'expectoration, de nature muqueuse, est constituée, dit M. Cadet de Gassicourt (1), par un liquide visqueux et mousseux; le malade rejette très rarement des débris de fausses membranes ». L'explication tirée du peu d'étendue des plaques couenneuses a peu de valeur, puisque, d'autre part, elles sont plus molles et moins adhérentes. Les accès de suffocation ne manquent pas toujours, ainsi que nous le

---

(1) Cadet de Gassicourt. *Traité clinique des maladies de l'enfance,* t. 3, p. 140.

verrons; enfin, si les malades ne rejettent pas de peaux avant la trachéotomie, ils en expulsent dans la majorité des cas au moment de l'opération ou dans la suite.

Les symptômes dyspnéiques sont de beaucoup les plus importants. Ils se montrent un temps variable après l'apparition des premiers troubles du côté de la voix et de la toux, souvent plus longtemps après que dans le croup primitif; mais, une fois développés, ils entraînent rapidement l'asphyxie, de sorte que l'on est obligé de pratiquer l'opération au bout de deux ou trois jours, quelquefois même le premier jour; l'asphyxie marche aussi plus rapidement chez les enfants tout jeunes, que chez ceux qui ont dépassé quatre ou cinq ans.

Le tirage est ordinairement moins prononcé que dans le croup primitif; passager au début, se montrant à l'occasion d'une émotion, de la visite des parents, etc., il devient bientôt continu, mais ne s'accroît pas en raison directe de l'asphyxie; les efforts inspiratoires sont plus rapprochés; ils gagnent en fréquence ce qu'ils perdent en force, mais n'arrivent pas à compenser l'anhématose. Dans un grand nombre de cas, le développement de complications pulmonaires vient accroître la dyspnée: le tirage n'augmente pas, souvent il diminue comme les forces générales du malade; mais le nombre des respirations devient extrêmement fréquent (60, 70, 80), s'accompagne de battement des ailes du nez, de mouvements associés de la tête et du tronc, la température s'élève souvent au-dessus de 40°, les enfants sont continuellement anxieux, agités, ne pouvant rester en place, jusqu'à ce que la prostration agonique les envahisse.

Les accès de suffocation seraient exceptionnels, d'après Rilliet et Barthez, et leur absence serait un signe distinctif entre la laryngite pseudo-membraneuse primitive et la secondaire. Ils n'en ont observé qu'un cas qu'ils rapportent en détail. Les accès sont, au contraire, souvent notés dans nos observations, mais ils se sont rarement distingués par leur violence, et n'ont pas nécessité d'intervention immédiate. En somme, quoique assez fréquents, ils n'acquièrent pas l'importance qu'ils ont dans certains cas de croup sthénique.

Ce que nous venons de dire s'applique surtout aux enfants jeunes et débilités non seulement par la rougeole, mais souvent encore par une autre maladie antérieure ; chez les enfants plus âgés et auparavant bien portants, le croup morbilleux peut revêtir les allures franches du croup primitif, avec accès de suffocation, et tirage sus et sous-sternal très intense.

Malgré les conditions défavorables où se trouve le petit malade, malgré la présence trop fréquente d'autres localisations diphtériques, ou de complications broncho-pulmonaires, les symptômes laryngés restent en général prépondérants, au point d'exiger la trachéotomie. Celle-ci est presque toujours pratiquée tardivement ; aussi doit-on redoubler de précautions. Chez ces enfants, les hémorrhagies sont fréquentes pendant l'opération ; il se fait un saignement en nappe parfois difficile à arrêter. Aussi doit-on préférer la trachéotomie haute et rapide. Nous reviendrons sur ce point.

Parmi les opérés, quelques-uns n'éprouvent aucun soulagement ; la teinte violacée du visage persiste, le

tirage ne se modifie pas ; la toux provoque seulement
le rejet de sang et de pus ; ceux-là sont voués à une
mort prompte, au bout de 12, 24 heures. A plus forte
raison ceux chez lesquels on est obligé de pratiquer la
respiration artificielle ; si au bout de 5 ou 10 minutes,
l'enfant revient à lui, on peut espérer lui conserver la
vie pendant quelque temps encore ; après 20 minutes ou
une demi-heure de respiration artificielle, on doit désespérer de tout.

- D'autres sont soulagés par l'opération ; l'aspect asphyxique fait place à une teinte rosée du visage, le tirage
cesse, l'inquiétude disparaît ; souvent l'opéré rejette des
fausses membranes, parfois longues, tubulées, ramifiées ;
à l'auscultation on ne trouve presque rien dans les poumons, et tout danger semble conjuré. Trop peu, malheureusement, verront la guérison. Des complications
peuvent se montrer de toutes parts. Du côté de la plaie,
la rougeur, la tuméfaction, la gangrène superficielle,
l'érysipèle ; ces divers accidents sont plus fréquents à
la suite du croup morbilleux. Du côté du tube digestif,
la paralysie du voile du palais avec dysphagie, et l'ina-
nition qui en est la suite, les vomissements, la diarrhée.
Enfin les complications thoraciques sur lesquelles on ne
saurait trop insister, quelquefois la pleurésie, presque
toujours la broncho-pneumonie.

Nous avons vu qu'elle existe parfois avant l'opération ; après l'opération elle devient la règle ; nous rappelons seulement les symptômes qui en annoncent l'éclosion : fièvre vive, anxiété, accélération des mouvements
respiratoires, asphyxie rapide sans grand tirage, sèche-

ressé puis gargouillement continu dans la canule; dans les poumons foyers de souffle et de râles bullaires. La mort arrive dans les premiers jours, rarement après une semaine. Les rares cas de guérison ne semblent exister que pour empêcher de perdre tout espoir.

Nous avons jusqu'ici considéré le croup isolément, abstraction faite de la diphtérie. Que l'on se rappelle seulement la coexistence de l'angine ou d'une autre manifestation diphtérique dans plus de la moitié des cas, et alors on se fera une idée de l'épouvantable gravité du croup morbilleux.

Ne serait-ce qu'en raison de cette considération, on doit séparer le croup rougeoleux du croup primitif. Les différences symptomatiques, si nettement accentuées par Rilliet et Barthez, se réduisent à peu de chose; ils terminent même par ces mots : « ces différences ou ces analogies résultent d'un coup d'œil d'ensemble, car il est évident qu'on n'aurait pas de peine à trouver un cas isolé de croup qui ressemblât de tout point à la laryngite pseudo-membraneuse secondaire, et il pourrait se faire ainsi qu'une laryngite secondaire ressemblât parfaitement au croup ». M. Sanné les nierait presque. Mais la différence pronostique est considérable, et c'est ce qui importe dans la pratique.

TRACHÉO-BRONCHITE PSEUDO-MEMBRANEUSE

Souvent, comme nous venons de le dire, les fausses membranes existent, non seulement dans le larynx, mais encore dans la trachée et les bronches ; il n'est pas rare de voir les enfants rejeter, au moment de l'opération de grands moules fibrineux, tubulés et ramifiés.

Le plus souvent, le développement des fausses membranes se fait de haut en bas, et quand les bronches fines sont envahies, la mort est presque inévitable; si les divisions de 2e ou 3e ordre sont respectées, on peut, dans quelques cas rares, voir survenir la guérison.

D'autres fois la bronchite couenneuse est primitive, et peut devancer le croup, ces cas sont plus rares, les symptômes du croup n'ayant ordinairement pas le temps d'apparaître, ou étant masqués par la prédominance des lésions bronchiques.

En dehors de l'expectoration de fausses membranes ramifiées, qui est assez rare, les signes sont ceux d'une bronchite moyenne ou fine, auxquels se joignent rapidement, la plupart du temps, ceux d'une pneumonie lobulaire. Le diagnostic de broncho-pneumonie est ordinairement facile à porter; quant à la nature diphtérique de l'affection, elle n'est le plus souvent reconnue qu'à l'autopsie. La mort survient au bout de cinq ou six jours (Combaud).

Rilliet et Barthez croyaient la bronchite pseudo-membraneuse rare, cependant Evrard (1) et Boudin (2) en ont rapporté des observations, et il est très facile de la vérifier dans la plupart des autopsies.

(1) Evrard. *Th. de Paris*, 1869.
(2) Boudin. *Th. de Paris*, 1835.

CORYZA

Après la gorge et le larynx, les fosses nasales sont le siège le plus habituel des fausses membranes, et, dans les cas où la diphtérie se généralise, ces cavités sont prises presque immédiatement, avant la muqueuse buccale, par exemple. Le coryza, qui accompagne toujours la rougeole pendant la période d'invasion, et qui souvent survit à l'éruption, prédispose encore à la localisation des fausses membranes dans les narines, ce qui fait que le coryza couenneux est plus fréquent encore dans la diphtérie secondaire à la rougeole que dans la diphtérie primitive.

Tantôt les narines sont envahies secondairement (surtout après l'angine); tantôt la diphtérie nasale survient la première. C'est surtout à la suite de la rougeole que l'on peut observer ces coryzas couenneux, isolés pendant un certain temps, et qui, au bout de quelques jours, s'accompagnent de déterminations spécifiques du côté de la gorge et du larynx. Cette marche se rencontre aussi dans certaines épidémies, et on sait que les premiers cas de croup observés par Bretonneau furent presque tous consécutifs à un coryza diphtérique.

Quand le coryza suit l'angine, il se développe en général rapidement, d'autant plus que l'infection générale est plus avancée. Les coryzas survenant au bout de quelques jours d'angine paraissent un peu moins graves, bien qu'une diphtérie moyenne puisse revêtir tout à coup des allures foudroyantes.

Le coryza d'emblée ne se montre en général qu'après la disparition de l'exanthème, ordinairement vers la fin de la première semaine. On remarque alors que l'enfant ne relève pas franchement de maladie ; il reste pâle, triste, apathique ; l'enchifrènement persiste ; on peut observer de légères épistaxis. En pressant sur les narines, on peut faire sourdre une goutte de liquide ; l'attention sera alors éveillée, et on pratiquera un examen minutieux des fosses nasales et de la gorge. D'autres fois on peut observer la transformation d'un écoulement nasal vulgaire en jetage spécifique. Depuis quelques jours, les narines sont le siège d'un écoulement, d'abord transparent comme du blanc d'œuf, puis strié de jaune et de vert, qui, coulant sur la lèvre supérieure, y détermine comme des traînées de limaces. Puis des traces sanguinolentes se montrent dans ce muco-pus ; l'écoulement devient séreux, continu, irritant, révélant ainsi la présence de la diphtérie nasale.

Le symptôme capital est l'écoulement nasal ; ne se montrant d'abord que sous forme d'une goutte rosée qui sort quand on presse les narines, il se fait ensuite spontanément ; on lui donne le nom de jetage :

Les deux narines (quelquefois une seule) laissent écouler un liquide séreux, très peu filant, homogène, non aéré, d'une couleur uniforme rosée ou roussâtre ; ordinairement transparent comme certaines gelées, il est parfois plus foncé, strié de sang, et tache le linge un peu comme le liquide ichoreux du cancer de l'utérus. Il présente une certaine odeur, plutôt fade et nauséeuse, mais en tout cas il n'a pas la fétidité parfois horrible de l'angine maligne. L'écoulement est lent et continu, non en gouttes distinctes ; quand on vient à presser les narines (manœuvre plus désagréable que douloureuse) le liquide peut se teinter d'un peu de sang ; on peut même détacher un lambeau de fausse membrane qui est expulsé par un effort d'expiration. Le jetage irrite très rapidement la sous-cloison et la lèvre supérieure, et produit sur la peau deux raies rouges, non diffuses comme la rougeur qui au bout d'un certain temps accompagne le coryza simple, mais bien limitées au trajet suivi par le liquide. Huxham avait depuis longtemps très bien observé ce phénomène.

En explorant les fosses nasales, on peut ne pas apercevoir de fausses membranes, mais ordinairement on en trouve ; elles sont jaunâtres, grisâtres, siègent sur les parois latérales, dans les anfractuosités des cornets ; elles peuvent s'avancer jusqu'à l'orifice externe des fosses nasales ; Rilliet et Barthez les ont vu envahir la surface rouge ulcérée par le jetage.

Le gonflement ganglionnaire sous-maxillaire (et l'empâtement qui l'accompagne dans les formes graves de la diphtérie) apparaît rapidement dans le cas de coryza primitif. M. Cadet de Gassicourt prétend que « dans les diphtéries exclusivement nasales les adénopathies cervicales n'existent pas ». Nous croyons qu'il se trompe ; l'anatomie explique très bien ce symptôme, et, en dehors de la diphtérie, des lésions diverses des fosses nasales (par exemple la scrofule) peuvent retentir sur les ganglions sous-maxillaires.

Les troubles fonctionnels sont ceux de tout coryza :

les malades respirent par la bouche, les dents se dessè-
chent, la voix est un peu nasonnée, etc.

Les symptômes généraux sont d'ordinaire très accusés;
la fièvre est intense (ascension rapide de la température
à 40°), l'appétit se supprime, et le petit malade tombe
dans la prostration.

Le coryza reste quelquefois limité, et peut même dans
ce cas entraîner la mort par intoxication (Guibert, *clinique des hôpitaux*, 1823); le plus souvent il se généralise.
On a signalé comme complications la tuméfaction du
nez et de la face, les épistaxis, la propagation des fausses
membranes à la conjonctive (par le canal nasal) ou dans
l'oreille (par la trompe d'Eustache); ces derniers accidents nous semblent rares.

« De toutes les manifestations de la maladie écrit
Trousseau, celle qui a lieu vers la membrane muqueuse
olfactive est la plus importante. Ce symptôme solennel
est 19 fois sur 20 un indice de mort. » Cependant il
existe des guérisons, Bretonneau en avait observé
(obs. 43), Henoch a vu souvent des cas légers s'accom-
pagner d'un léger coryza, et quelques-uns des croups
guéris dont nous rapportons l'observation ont présenté ce
symptôme. D'après Amory, de Blois (1), la diphtérie
nasale localisée serait une affection assez souvent bénigne
et qui ne deviendrait très grave que par son extension
au pharynx et au larynx.

Nous sommes peu renseignés sur les caractères du
jetage dans ces cas bénins; nous avons vu, dans des cas

______

(1) *New-York medical Journal*, Février 1883.

R.   4

de diphtérie primitive, des coryzas couenneux isolés, avec écoulement muco-purulent, non séreux, peu irritant, avec engorgement ganglionnaire médiocre ; cette forme bénigne pourrait peut-être aussi se montrer dans la diphtérie secondaire? Mais une fois le jetage constitué, avec tous ses caractères, la gravité de la maladie est telle que l'indique Trousseau.

AUTRES LOCALISATIONS

I. *Diphtérie de la bouche et des lèvres.* — La diphtérie buccale est assez rare, et en général limitée ; elle peut occuper les gencives, la langue, les joues, rarement toute la cavité.

La diphtérie des lèvres est bien plus commune ; siégeant quelquefois à leur face interne, elle se montre de préférence au niveau de fissures ou d'exulcérations préexistantes, que Henoch décrit en ces termes : « Il existe souvent une altération de la muqueuse buccale dans laquelle les angles de la bouche, les lèvres, le plus souvent aussi la langue, plus rarement le palais osseux sont infiltrés sous forme d'îlots, ou même en grandes taches, de plaques jaune ou blanc grisâtre. Cette stomatite peut se former dès le cinquième jour de la maladie, mais je l'ai vue plus souvent apparaître pendant la deuxième semaine seulement, et parfois même plus tard encore. La sensibilité est souvent telle que les enfants ne peuvent tirer la langue, ni même manger, ce qui accroît la faiblesse déjà existante. Des rhagades saignanles des angles de la bouche et des lèvres partent souvent des plaques jaune grisâtre qui s'étendent sur la muqueuse buccale et linguale, et qui, après s'être détergées, s'enfoncent plus ou moins profondément. Ces ulcères peuvent être le siège d'hémorrhagies parfois inquiétantes ». Les fausses membranes se développent sur ces ulcérations dans le cours ou à la fin des rougeoles graves ; c'est surtout dans les derniers jours qui précèdent la mort qu'on assiste à leur apparition.

En elle-même, cette localisation ne menace pas la vie ; cependant elle est d'un pronostic très fâcheux, car elle indique une débilitation profonde de l'individu.

II. *Diphtérie oculaire.* — La diphtérie oculaire se rencontre surtout dans la forme secondaire à la rougeole. Elle peut se développer spontanément, ou sur une conjonctive antérieurement malade.

Nous rappellerons très brièvement les symptômes, larmoiement, infiltration de la conjonctive. Paupières gonflées souvent très douloureuses, dures, rigides, et non œdématiées et molles comme dans l'ophtalmie purulente.

Pronostic grave : 19 morts sur 20 (Sannè). Même quand l'enfant guérit, les yeux sont en général compromis, nécrose et perforation de la cornée, hernies de l'iris, staphylôme, atrophie de l'œil.

Du côté de l'oreille, on a décrit une otite moyenne et une otite externe diphtériques.

III. *Diphtérie cutanée.* — Les fausses membranes

peuvent se montrer sur tous les points de la surface cutanée ulcérés ou enflammés (parties génitales, anus, plis de la peau, etc.).

Combaud signale particulièrement le développement de la diphtérie derrière la partie postérieure du pavillon de l'oreille, dans le sillon qui la sépare de la peau du crâne. En relevant l'oreille, on aperçoit à ce niveau des plaques assez profondes pour mettre à nu tout le cartilage du pavillon, le tout saignant sous l'influence de la moindre traction. Ce siège remarquable de la diphtérie avait, dit-il, été déjà signalé par Samuel Bard en 1771; chez plusieurs enfants, « des ulcérations incommodes apparurent derrière l'oreille. Ces ulcérations commençaient par des rougeurs discrètes qui bientôt se réunissaient, causaient de vives démangeaisons, et laissaient suinter une si grande quantité d'ichor si âcre qu'il corrodait les parties voisines, de sorte qu'en peu de jours l'érosion occupait toute la partie postérieure de l'oreille, et s'étendait jusque sur le cou. Ces ulcérations persévéraient pendant plusieurs semaines, se recouvraient sur quelques points de pellicules semblables à celles des tonsilles, et elles devenaient enfin fort douloureuses ».

Si maintenant nous passons rapidement en revue les différentes localisations que nous venons d'étudier, nous voyons qu'on pourrait diviser les complications diphthériques de la rougeole en précoces et tardives. Les manifestations précoces atteignent surtout le larynx et la gorge, souvent dans ce cas la diphtérie est maligne et sa marche rapide. Les manifestations tardives ont en général une marche plus lente ; localisées, elles peuvent guérir ; cependant certaines d'entre elles sont d'un fâcheux augure, car elles indiquent que l'organisme débilité ne pourra résister à cette dernière complication.

Diagnostic.

Le diagnostic de la diphtérie secondaire prête à peu près aux mêmes considérations que celui de la diphtérie primitive ; le plus souvent facile, lorsque l'examen de la gorge dénote la nature pseudo-membraneuse de l'affection, il peut devenir presque impossible lorsqu'il s'agit de déterminer la nature, infectieuse ou non, d'une manifestation isolée du côté du larynx. Dans aucun cas on ne devra oublier l'allure souvent insidieuse de la maladie, et on ne manquera pas d'examiner fréquemment les narines et la gorge, de faire parler l'enfant et de le faire tousser.

Angine. — Le diagnostic de l'angine est ordinairement facile. La pharyngite érythémateuse du début n'est pas rare (Rilliet et Barthez l'ont observée 24 fois sur 176 malades), mais elle n'a aucune analogie avec la diphtérie. « Parfois une angine tonsillaire persiste encore dans la deuxième semaine de la rougeole, ou même peut se développer seulement à ce moment et, par sa température élevée (jusque 40°) bien qu'éphémère, ainsi que par la présence des points purulents jaune grisâtre sur les amygdales, faire redouter la diphtérie (Henoch). » Dans des cas qui deviennent de plus en plus rares, la rougeole peut être suivie de gangrène du pharynx; l'apparition éloignée de la complication qui survient seulement chez des enfants chétifs, dans de très mauvaises conditions d'existence, la coïncidence de gangrène de la bouche, de la vulve, etc., enfin l'examen de la gorge feront aisément poser le diagnostic.

Coryza. — L'enchifrènement, l'épistaxis, la rougeur de la lèvre supérieure doivent attirer l'attention du côté des fosses nasales. Parfois on ne peut apercevoir de fausses membranes, alors qu'il en existe réellement, mais les caractères de l'écoulement nasal suffisent à faire le diagnostic. Si l'écoulement est transparent, analogue à du blanc d'œuf, ou verdâtre, plus ou moins consistant, il s'agit ordinairement d'un coryza peu grave ; si au contraire le jetage est tout à fait liquide, rosé, irritant pour les parties qu'il touche, l'écoulement est spécifique.

Lèvres. — La diphtérie des lèvres, isolée, peut être douteuse, tant que l'exsudat ne se concrète pas en une fausse membrane évidente. Il est souvent difficile de dire où cesse le phagédénisme et où commence la diphtérie. La présence du coryza ou de l'angine lève au contraire tous les doutes.

On peut en dire autant de la diphtérie des paupières, des oreilles, de la vulve, d'une plaie de vésicatoire ; dans ces différents cas on aura à faire le diagnostic avec la gangrène superficielle.

Croup. — Quand chez un enfant atteint déjà d'angine diphtérique, on voit survenir des altérations de la voix et de la toux avec une dyspnée croissante d'origine laryngienne, le diagnostic de croup s'impose. Au contraire, dans les cas où ces symptômes se montrent en dehors de toute manifestation diphtérique appréciable, on devra se demander à quelle variété de laryngite morbilleuse on a affaire.

Eliminons d'abord les inflammations voisines du larynx, qui peuvent retentir sur cet organe, tels que des abcès ganglionnaires ou un abcès rétro-pharyngien ; notre collègue et ami Barbier a rapporté dernièrement un cas de ce genre. Il suffira, pour éviter l'erreur, de songer à cette complication rare.

Les laryngites morbilleuses sont érythémateuses, ulcéreuses ou diphtériques. Les autres sont exceptionnelles ; on a vu dans quelques cas l'œdème de la glotte ; signalé déjà par les auteurs du Compendium (t. 5, p. 542), il est indiqué aussi par Krishaber et Peter (1). « La laryngite survit parfois à la rougeole, et, dans la convalescence de celle-ci, il peut se produire une suffusion œdémateuse dans le tissu cellulaire sous-muqueux ; c'est l'œdème de la glotte, accident formidable, mais heureusement très rare (2), qui ne survient guère que dans les cas où le larynx a été très fortement frappé au commencement de la fièvre éruptive. » Blanckaert rapporte dans sa thèse une observation de gangrène du larynx après rougeole ; les symptômes diffèrent absolument de ceux

____

(1) Krishaber et Peter. *Art. Larynx* du Dict. encyclopédique.
(2) Rilliet et Barthez n'en ont observé qu'un cas.

du croup ; cette complication ne s'annonce guère que par la fétidité de l'haleine.

On doit distinguer dans les laryngites morbilleuses celles du début de la maladie et celles qui apparaissent pendant la période de déclin de l'éruption. Les convulsions qui accompagnent quelquefois le début de la rougeole peuvent s'étendre jusqu'au larynx et produire du spasme glottique ; cet accident est rare, et ne s'observe guère que chez les tout jeunes enfants. Il est très fréquent au contraire de voir le catarrhe laryngé initial aller jusqu'au faux croup. La laryngite striduleuse peut se montrer aux différentes périodes de la rougeole : elle peut survenir brusquement pendant la période prodromique et simuler un croup d'emblée ; R. Saint-Philippe (1) rapporte un cas où la trachéotomie fut pratiquée dans ces conditions ; le lendemain l'éruption morbilleuse apparut, et l'enfant guérit. Outre les signes qui différencient la laryngite striduleuse du croup, et que nous n'avons pas besoin de répéter, on devra tenir compte dans le diagnostic de la coexistence du catarrhe d'autres muqueuses, et du développement épidémique d'un certain nombre de cas de rougeole. Les accès de laryngite striduleuse peuvent continuer à se produire après l'éruption ; ils peuvent même, quoique assez rarement, ne se montrer qu'à cette époque : Rilliet et Barthez ont observé un cas de faux croup au 17e et au 18e jour ; Bourdon rapporte deux cas semblables (2) : Premier cas :

(1) *Journal de médecine de Bordeaux*, 1879, p. 404.
(2) *Gazette des hôpitaux*, 1879, p. 705.

enfant de 18 mois, depuis quelque jours convalescent de rougeole; pris subitement d'accès de suffocation; toux rauque et voix éteinte, comme dans le croup; en deux jours, asphyxie graduelle, trachéotomie, soulagement passager; mort une quinzaine d'heures après. A l'autopsie, pas de fausses membranes; cordes vocales inférieures enflammées et épaissies. 2e cas (Bourdon et Blache) : accès de suffocation quelques jours après le début de la convalescence de la rougeole. Pas de diphtérie ; mort subite dans un accès de suffocation, au moment où on pratiquait une injection dans le pharynx. Chez certains enfants, la laryngite du début revêt des caractères graves, bien qu'elle ne s'accompagne pas de spasme. Le diagnostic peut être difficile ; on tiendra compte de la fièvre, ordinairement vive, de l'absence d'albumine, de la durée de la maladie, de son amélioration par l'emploi de moyens antiphlogistiques.

D'après Roger (Th. de Blanckaert) dans la laryngite grave la voix est dès le début très rauque et devient promptement éteinte; il en est de même de la toux, qui est quelquefois convulsive ; il y a rarement d'accès de suffocation, ou, s'ils existent, ils surviennent d'une manière irrégulière, au milieu ou dès le commencement. La dyspnée est très vive d'emblée, et il existe ordinairement une fièvre intense. La laryngite présente donc une plus grande intensité de tous les symptômes dès le début; quelquefois au contraire le croup est brusque, et la laryngite lente, de sorte que les nuances qui sont la faible ressource du diagnostic peuvent elles-mêmes ne pas exister à un moment donné.

Les laryngites secondaires, se développant du 4e au 13e jour après l'éruption, revêtiraient assez souvent la forme ulcéreuse. « La forme ulcéreuse, disent Rilliet et Barthez, est presque spéciale à la rougeole, à la scarlatine, à la variole, à la fièvre typhoïde. » Ils ont trouvé des ulcérations ou des érosions dans un peu moins de la moitié des cas; la laryngite ulcéreuse serait alors plus commune que le croup, les fausses membranes n'ayant été constatées qu'une fois sur cinq. Les mêmes auteurs donnent une assez longue description de cette forme de laryngite, et exposent les signes qui peuvent la différencier du croup. Cependant « ce diagnostic est dans certains cas tellement difficile que les praticiens les plus consommés ont été, et seront souvent encore induits en erreur. Un seul symptôme peut servir à distinguer absolument les deux maladies, c'est l'expulsion de fausses membranes diphtériques, ou la présence de ses productions sur les amygdales ».

Dernièrement, M. le professeur Grancher ayant observé à la suite de la rougeole deux cas de laryngite en apparence identiques et qui, à l'autopsie, furent reconnus, l'un diphtérique, l'autre inflammatoire, attira l'attention sur ce point dans l'une de ses cliniques; pour lui, le diagnostic est presque impossible; en dehors des signes tirés de l'examen des urines (albuminurie) et du sang (leucocytose, Bouchut, Gilbert), l'examen laryngoscopique pourrait seul lever les doutes, mais une telle exploration est, dans ce cas, difficile et surtout dangereuse. Nous avons recherché des cas analogues, et nous avons été surpris de n'en rencontrer, ni dans les livres classiques, ni dans les publications périodiques : West, Archambault, Henoch ne parlent ni d'angines ulcéreuses, ni de leur diagnostic avec le croup. Nous avons trouvé quelques cas étudiés au point de vue de l'anatomie pathologique, mais aucun au point de vue qui nous occupe.

M. d'Heilly (1) n'a pas vu dans le cours de la rougeole de laryngite grave simulant le croup et ayant nécessité la trachéotomie. M. Cadet de Gassicourt (2) a observé à la suite de la rougeole des laryngites graves (reconnues ulcéreuses à l'autopsie) ayant présenté quelques-uns des symptômes du croup ; toux et voix croupales, tirage ; mais il n'y eut jamais d'accès de suffocation, et aucun des cas n'a réclamé l'opération. Dans tous les cas de croup morbilleux opéré, l'autopsie (malheureusement rop fréquente) a toujours démontré la présence de fausses membranes.

Quoi qu'il en soit sur la fréquence relative de la laryngite ulcéreuse, et sur les difficultés de son diagnostic, la conduite à tenir sera à peu près la même que dans le croup : mieux vaut pécher par excès que par défaut. Aussi devra-t-on toujours réserver le pronostic, recommander l'isolement du malade, user de révulsifs locaux, de vomitifs, et on devra se tenir prêt à pratiquer la trachéotomie, même en l'absence de fausses membranes, si les symptômes d'asphyxie paraissent devoir être attribués à une sténose laryngée permanente, de quelque nature qu'elle soit.

(1) *Communication orale.*
(2) *Communication orale.*

Resterait à faire le diagnostic entre l'asphyxie de cause laryngée et l'asphyxie de cause pulmonaire ; les quelques mots que nous avons dits sur la broncho-pneumonie suffiront à faire reconnaître cette complication.

Disons enfin qu'un croup avec éruption morbilliforme ne devra pas être pris pour un croup morbilleux ; l'éruption morbilliforme n'a pas d'influence sur le pronostic.

Pronostic.

La diphtérie morbilleuse est la plus grave de toutes les diphtéries secondaires, lesquelles le sont d'ailleurs beaucoup plus que la diphtérie primitive; parmi les antécédents qui peuvent influer sur l'issue de la maladie, la rougeole tient le premier rang, aussi ne doit-on jamais l'oublier dans la recherche des anamnestiques.

D'après M. Sanné, la rougeole aurait une influence moins fâcheuse que la fièvre typhoïde ou la tuberculose; la diphtérie survenant après ces deux maladies s'est toujours terminée par la mort. Le nombre de diphtéries typhoïdiques qu'il rapporte est bien faible (8), et nous nous rappelons avoir vu quelques cas de diphtérie localisée consécutifs à la dothiénenterie, et qui ont guéri.

La tuberculose n'est pas non plus une circonstance fatale; Archambault rapporte un cas de guérison. Et puis, comme le fait remarquer judicieusement M. Cadet de Gassicourt, « si l'on ne comprend sous ce nom que la tuberculose pulmonaire, péritonéale, etc., c'est-à-dire celle qui menace sévèrement la vie, si, de plus, les cas observés sont arrivés à une période avancée, les chances défavorables seront évidemment très grandes. Mais si on fait entrer en ligne de compte les tuberculoses osseuses, articulaires, etc., c'est-à-dire celles qui mettent rarement la vie en péril, le pronostic changera immédiatement, et les chances favorables deviendront très nombreuses. Ici, comme ailleurs, l'appréciation du fait clinique est tout ». La diphtérie consécutive à la scarlatine ou à la coqueluche est beaucoup moins grave ; dans le premier cas, Sanné rapporte 17 guérisons sur 43 malades, soit 1 sur 5 1/2 ; dans le second, 6 guérisons sur 20, près d'un tiers.

Il faut tenir compte aussi que ces maladies sont moins fréquentes que la rougeole, qu'elles sont moins communément suivies de diphtérie, la diphtérie morbilleuse l'emporte donc et par le nombre, et par la gravité relative.

Sur 100 cas de diphtérie morbilleuse, Sanné trouve 83 décès, 15 guérisons, 2 issues douteuses ; la proportion des guérisons serait d'un septième. Sur 72 cas assez détaillés pour avoir quelque valeur, nous trouvons 57 décès et 15 guérisons, ce qui donnerait 26 0/0 de cas favorables ; cette évaluation est trop considérable, car on publie plus volontiers les cas de guérison que ceux de mort, et un certain nombre d'observations incomplètes que nous possédons, et qui n'entrent pas en compte, ont eu une issue fatale. Nous acceptons donc les résultats donnés par Sanné, en faisant toutefois remarquer qu'ils varient suivant des circonstances que nous allons passer en revue.

La gravité de la diphtérie morbilleuse tient à deux chefs principaux : l'intensité de l'intoxication générale, et surtout l'envahissement du larynx.

Diphtérie. — La diphtérie peut guérir quand elle se réduit à une lésion locale, à la présence de fausses membranes dans le pharynx, sur les lèvres, etc, mais le pronostic doit être réservé jusqu'à la disparition absolue et durable de l'exsudat. Six angines bénignes ont donné six guérisons; quelques autres cas de diphtérie localisée se sont terminés aussi heureusement, et Wins a publié un cas de diphtérie prolongée des lèvres qui a eu de même une issue favorable. On n'oubliera pas que l'enfant reste exposé à l'albuminurie et à la paralysie.

Bien que le coryza ne soit pas toujours mortel, cette localisation est grave, en ce sens qu'elle reste rarement isolée et que l'angine qui l'accompagne revêt des caractères malins.

Enfin le pronostic sera des plus sombres dans le cas de diphtérie généralisée, avec angine maligne, ulcéreuse, fétide, coryza, engorgement ganglionnaire et infiltration cellulaire voisine, avec symptômes généraux graves ; sur 10 observations de ce genre nous ne trouvons qu'une guérison, probablement fortuite. La gravité du pronostic s'étend aussi aux suites de la maladie, quand elle parvient à guérir, car les paralysies graves, cardio-pulmonaires, s'observent le plus souvent à la suite de la diphtérie maligne.

Croup. — L'extension des fausses membranes au larynx crée pour le malade un danger aussi grand que la malignité de la diphtérie. 26 angines compliquées de croup ont donné seulement quatre guérisons, et une minime partie seulement des 22 morts doit être attribuée à l'infection, les autres cas étant dus à l'asphyxie laryngée. Une autre preuve de la gravité du croup, c'est que, même isolé, il amène encore la mort dans la grande majorité des cas. Les lignes qui suivent donneront une idée de la gravité du croup morbilleux.

Trousseau n'opérait pas les croups après rougeole, estimant que la trachéotomie ne pouvait en aucune façon arrêter la terminaison fatale. On désespère un peu moins maintenant; cependant nous croyons que M. Labric, à l'hôpital des Enfants-Malades se conforme à la réserve de Trousseau.

La statistique de l'hôpital Trousseau pour 1883 (1) donne 359 croups opérés, dont 40 morbilleux; 2 seulement de ces derniers ont guéri.

En 1884, aux Enfants-Malades (2), sur 40 cas de diphtérie morbilleuse, il y eut 36 morts et 4 guérisons seulement. Il n'est pas un seul enfant opéré de croup secondaire à la rougeole qui ait survécu; les 4 cas de guérison proviennent d'angine diphtérique sans croup. Pendant la même année, à l'hôpital de la rue de Charenton, un croup morbilleux non opéré guérit; cinq succombèrent. Dans les hôpitaux d'enfants de Paris, les guérisons de croup rougeoleux se réduisent à quelques cas par an ; nous ne croyons pas qu'on ait dépassé cinq ou six (3). « Si on ne peut pas dire, écrit Archambault (4) que toutes les trachéotomies faites pour des croups consécutifs à

____

(1) Florand. *Revue des maladies de l'enfance*, 1884, p. 81.
(2) Pennel. *Revue des maladies de l'enfance*, 1885, p. 270.
(3) Roger. *Revue des maladies de l'enfance*, 1885, p. 281.
(4) *Leçons cliniques sur les maladies des enfants*, p. 112.

R.   5

la rougeole soient suivies d'insuccès, au moins est-il certain que les cas de guérison se comptent. J'en ai obtenu deux, Millard trois, et Sanné en possède quatre observations ». Nous rapportons 13 cas de guérison de croups morbilleux, dont 9 ont été opérés. Nous ne comptons pas quelques angines guéries, qui ont été accompagnées de troubles de la voix et de la toux, mais sans dyspnée. Nous allons étudier les conditions qui ont pu influer sur la guérison.

Gravité de la maladie antérieure. — Dans aucune de nos observations, la rougeole antérieure n'est signalée comme ayant eu un caractère grave, sa bénignité serait donc un caractère favorable. Rilliet et Barthez font observer que dans le cas où l'affection première ne serait pas elle-même très grave, le peu d'étendue des fausses membranes, l'absence de suffocation et de dyspnée extrême pourraient laisser de l'espoir. Archambault ne perd pas non plus toute confiance quand « le croup survient au début d'une fièvre éruptive, chez un enfant non épuisé et jusque-là bien portant ».

Constitution épidémique. — Les épidémies varient non seulement sur la fréquence, mais aussi sur la gravité du croup morbilleux ; elles expliquent souvent les différences entre les statistiques. Parfois presque toujours mortel, le croup peut dans certains cas présenter une bénignité relative. De 1862 à 1866, Bartels a observé à Kiel (1) que le croup morbilleux a été en général bénin ;

(1) *Archiv. für klinische medicin*, 1866.

la trachéotomie a donné assez souvent de bons résultats. Il y a cependant loin de là à considérer, avec Vogel (1) le croup morbilleux comme donnant plus de guérisons que le croup primitif. Nous avons insisté au début sur l'influence nosocomiale; nous croyons que ses fâcheux effets se font aussi sentir après l'opération.

Époque d'apparition. — Cinq de nos cas se sont développés dans les deux premiers jours de l'éruption, mais les autres n'ont apparu que plus d'une semaine après (de dix jours à un mois). Il semble donc que la rigueur du pronostic s'atténue à mesure que l'on s'éloigne de la période d'éruption! Il en serait de même pour l'angine; cependant notre collègue et ami Revilliod nous a communiqué le cas d'un enfant, qui, ayant eu la rougeole en novembre 1884, fut atteint deux mois plus tard d'une diphtérie très grave; le malade qu'on avait à grand'peine guéri de l'angine, fut emporté par une paralysie cardio-pulmonaire. L'influence morbilleuse s'est-elle prolongée jusque-là ?

Circonstances tenant à l'enfant. — Le jeune âge semble être une condition très défavorable; au-dessous de deux ans, on ne peut guère espérer de guérison. Presque tous nos petits malades guéris avaient quatre ans ou au-dessus (croups opérés guéris : 2 ans, 1 ; 3 ans, 1 ; 4 ans, 3 ; 5 ans, 3 ; 8 ans, 1 (ce dernier a été opéré deux fois. Croups non opérés guéris : 2 ans, 1 ; 4 ans, 1 ;

(1) Vogel. *Traité élémentaire des maladies de l'enfance*, p. 242.

5 ans, 2). La proportion des garçons dépasse de beaucoup celle des filles, 11 pour 2. Nous avons vu que la fréquence était presque égale dans les deux sexes.

Circonstances tenant à la maladie. — Les croups ont, en général, évolué comme les croups d'emblée, avec tirage, accès de suffocation, etc.; mais il faut insister sur ce fait que l'angine a toujours fait défaut; quelquefois elle est notée comme ayant dénoncé le croup, quelquefois elle est probable, mais à l'examen, on ne trouvait que de la rougeur du pharynx sans fausses membranes. Henoch s'appuie sur cette absence d'angine pour refuser à certains cas la qualification de diphtériques. La marche après l'opération a peu différé de ce qui se voit dans le croup primitif ; la coqueluche (1 cas), l'érysipèle (2 cas), et même une broncho-pneumonie peu étendue (2 cas), n'ont pas entravé la guérison, survenue d'ordinaire avant la troisième semaine, et qui une fois a été reculée à deux mois par un croup prolongé. Une paralysie légère, avec nasonnement, a été notée une fois.

Nous ne saurions affirmer si la trachéotomie a une fâcheuse influence sur la terminaison du croup, mais nous serions porté à le croire, vu l'extrême fréquence de la broncho-pneumonie consécutive. La proportion des guérisons est plus forte pour les croups non opérés, que pour les opérés. En tout cas, il est d'usage, à l'hôpital Trousseau, d'attendre jusqu'à la dernière minute pour pratiquer la trachéotomie.

Les complications ont une influence énorme sur le

pronostic: la broncho-pneumonie est mortelle au moins neuf fois sur dix, et il faut encore compter avec l'albuminurie, la paralysie, la diarrhée, etc.

Nous résumerons ainsi ce que nous venons de dire sur le pronostic du croup morbilleux. Cette variété de croup est presque toujours mortelle ; dans des cas très rares, on peut cependant voir survenir la guérison, quand il s'agit d'enfants (surtout de garçons), ayant dépassé la quatrième année, auparavant bien portants, ayant eu depuis plusieurs jours une rougeole régulière, atteints de croup isolé, sans angine, ou avec une angine légère, opérés sans accident (ou mieux ayant pu se passer de l'opération) et chez lesquels la bronchite ne s'est pas compliquée de broncho-pneumonie étendue.

Nature.

Après avoir examiné les symptômes et la marche des complications que nous venons d'étudier, il semble qu'il ne puisse y avoir de doute sur leur nature, et la première opinion que l'on se fait est qu'il s'agit là d'une forme de diphtérie grave, qui ne fait qu'emprunter à la maladie préexistante les quelques signes particuliers qu'elle présente. La maladie se comporte comme la diphtérie vraie; elle présente les mêmes localisations, elle peut être suivie des mêmes accidents, c'est une complication surajoutée à la rougeole, mais que celle-ci ne peut créer de toutes pièces, il s'agit d'angines, de laryngites diphtériques et non morbilleuses.

En ce qui concerne l'angine, l'opinion est unanime; il n'existe pas d'angine pseudo-membraneuse idiopathique en dehors de la diphtérie; la nature spécifique du coryza couenneux est presque aussi généralement admise. Les ulcérations diphtéroïdes de la peau et des muqueuses sont un peu moins faciles à interpréter; elles préexistent ordinairement à la diphtérie, et il est difficile de préciser le moment où l'exsudation grisâtre qui les recouvre devra être considérée comme une fausse membrane diphtérique; cependant les faits de diphtérie des yeux, des lèvres, de la peau, etc., sont indéniables, et souvent la coexistence de l'angine ou du croup viendra démontrer la nature diphtérique de ces localisations.

Pour le croup, la question est à peu près tranchée en France; mais il n'en est pas de même à l'étranger, et sans vouloir recommencer la discussion de la dualité du croup, nous sommes forcés d'exposer brièvement ce point de doctrine. L'ancienne division de Rilliet et Barthez des laryngites pseudo-membraneuses en primitives (*croup vrai*) et secondaires (*inflammations non spécifiques*) ne trouve chez nous plus guère d'adhérents. Dans la dernière édition de leur très remarquable traité, on ne trouve pas au chapitre des maladies spéciales au larynx la description de cette laryngite pseudo-membraneuse secondaire qui n'est en somme qu'une affection locale, et qui devrait trouver là sa place. Il est peu probable aussi que sa description soit accolée à celle de la diphtérie, dont elle différerait tant, le continuateur de Barthez, M. Sanné, n'admettant pour ainsi dire pas la diphtérie secondaire, en tant que maladie caractérisée par des symptômes propres. M. Cadet de Gassicourt (*France médicale*, 1878, et *Traité clinique des maladies de l'enfance*, t. 3, p. 294) n'abandonne pas complétement l'ancienne opinion; il y aurait deux sortes de laryngites pseudo-membraneuses secondaires : l'une diphtérique, l'autre inflammatoire, et dans ce cas les fausses membranes ne seraient « que la conséquence et comme la dernière expression de l'inflammation grave ou ulcéreuse du larynx ». Retranchons le mot « ulcéreuse », ouvrons les livres de West, d'Henoch et nous verrons que les paroles de M. Cadet s'appliquent textuellement au croup inflammatoire, qui n'est pour ces auteurs que la « forme la plus développée de la laryngite aiguë...; tout catarrhe intense du larynx peut en arriver là, et c'est précisément ainsi que nous voyons dans la rougeole, affection qui s'accompagne toujours dès le début d'un catarrhe du larynx et de la trachée, cette aggravation aller parfois de bonne heure jusqu'au croup, sans qu'il soit le moins du monde question de diphtérie » (1).

M. Cadet avoue il est vrai que « pour les laryngites morbilleuse et scarlatineuse, les recherches anatomo-pathologiques n'ont pas jusqu'ici démontré l'existence des fausses membranes, mais seulement (Cornil et Ranvier) de dépôts pultacés plus ou moins épais, sans grande cohésion ». Il lui paraît cependant difficile de ne pas admettre la possibilité de laryngites avec fausses membranes, de nature morbilleuse et scarlatineuse, comme il en est de variolique et de typhoïde.

La comparaison ne nous semble pas exacte : dans la variole, dans la fièvre typhoïde, la fausse membrane n'est pas primordiale ; elle est la conséquence de lésions graves préexistantes de la muqueuse, ces fausses membranes correspondant « à l'épithélium altéré, désinté-gré ». Que le même fait se produise dans les laryngites morbilleuses ulcéreuses, sur le compte desquelles nous sommes trop peu édifié, nous l'admettons ; mais quand il n'y a pas d'ulcération, doit-on admettre que l'inflam-

(1) Henoch. *Leçons clin. sur les mal. des enfants.* Trad. française, p. 270.

mation suffit à créer la fausse membrane ? Comme nous le disions, on retombe dans la conception du croup inflammatoire, théorie à la réfutation de laquelle M. Cadet de Gassicourt consacre un chapitre presque tout entier.

Archambault, dans sa traduction de West, a parfaitement opposé l'opinion française aux idées de l'auteur anglais. En France, le mot croup est exclusivement donné à la laryngite diphtérique, dont la pseudo-membrane est la caractéristique constante. Ces deux expressions sont employées indifféremment l'une pour l'autre. Il est vrai qu'il y a des fausses membranes sans croup, et des laryngites à forme croupale, mais ces faits sont absolument exceptionnels, et l'erreur à laquelle ils nous exposent peut être négligée.

West ne range pas catégoriquement la laryngite morbilleuse pseudo-membraneuse dans le croup ; il la décrit avec la diphtérie, faisant remarquer « que beaucoup de ses caractères la rapprochent de la diphtérie, d'autres du croup ».

D'après Henoch, « la rougeole peut devenir la source de croup inflammatoire et de croup diphtérique. Une partie des croups morbilleux est apparemment la suite d'une exagération du catarrhe laryngé qui accompagne toujours cette maladie infectieuse ; l'autre partie est réellement le produit d'une complication de la rougeole avec la diphthérie, complication qui, dans certaines épidémies, n'est pas rare, surtout dans les hôpitaux ». L'existence du croup inflammatoire ne fait pas de doute pour l'éminent professeur de Berlin : « un simple catarrhe du larynx, exagéré par un refroidissement, par une irritation quelconque, traumatique ou thermique, peut devenir une inflammation pseudo-membraneuse. J'ai vu, dit-il, beaucoup de ces cas, et ce sont eux qui sont pour la trachéotomie beaucoup plus favorables que les cas, beaucoup plus nombreux du croup diphtérique ». Des objections très justes ont été faites à cette manière de voir, répétons-les rapidement :

Le croup d'emblée est le plus souvent bénin, sans phénomènes d'intoxication grave, mais cette gravité moindre s'explique parfaitement si l'on admet que la diphtérie, est, comme un grand nombre de maladies infectieuses, susceptible de présenter des formes atténuées. Cependant l'intoxication, quoique le plus souvent faible, existe; un croup d'emblée peut être accompagné d'albuminurie, il peut être suivi de paralysie diphtérique, phénomènes qu'une inflammation locale simple ne peut expliquer; enfin on peut observer dans la même famille une angine diphtérique succédant à un croup primitif, ou réciproquement.

Dans nos observations, l'albuminurie et la paralysie légères, il est vrai, sont signalées chez des enfants opérés de croup, et chez lesquels on n'a pu constater, pendant tout leur séjour à l'hôpital, de fausses membranes dans le pharynx.

D'ailleurs toutes ces objections n'auraient-elles pas de valeur que la conduite à tenir n'en serait pas modifiée; l'angine peut-être passagère, les fausses membranes du pharynx peuvent manquer au moment où on examine l'enfant; si l'on se guide d'après leur absence, on peut croire de nature inflammatoire un croup réellement diphtérique et négliger les mesures si utiles d'isolement. Si d'autre part on constate de l'angine, on ne devra pas pour cela désespérer, sous prétexte que les croups diphtériques guérissent moins souvent que les croups inflammatoires. On devra toujours réserver le pronostic : *non nimis tutæ in acutis prædictiones sive mortis, sive salutis,* disait Hippocrate ; mais on fera tous ses efforts pour prévenir et enrayer le mal, quels que soient les dangers qui diminuent l'espoir de la guérison.

Prophylaxie et Traitement.

Prophylaxie. — L'insuffisance, depuis longtemps reconnue, du traitement pharmaceutique contre la plupart des maladies infectieuses, a fait étudier plus complètement les causes qui président à leur éclosion, et la notion de contagion a servi de base principale aux moyens prophylactiques mis en œuvre contre elles. L'isolement depuis longtemps recommandé commence à être sérieusement appliqué, et c'est par ce moyen qu'on parviendra à restreindre la fréquence de la rougeole et de la diphtérie; les progrès de cette dernière maladie sont si considérables que la proportion des cas est montée à Paris de 53 pour 100,000 habitants, en 1865, à 87; et qu'en Prusse, d'après Kalischer, elle ferait, depuis une dizaine d'années, 40,000 victimes et plus, par an.

Le premier soin devrait être de réagir contre cette opinion trop accréditée, surtout dans les classes pauvres, que la rougeole est une maladie fatale, inévitable, peu dangereuse, et à laquelle on doit prendre d'autant moins d'attention que la médecine n'y peut rien, qu'on ne peut pas « couper la maladie ». Et cependant les complications ne manquent pas, dont beaucoup sont mortelles : la broncho-pneumonie, l'entérite chronique, la tuberculose sous toutes ses formes, les suppurations interminables, sans compter la diphtérie, moins fréquente, mais presque toujours fatale. Et c'est surtout chez l'enfant que s'observent ces accidents; la rougeole de l'adulte est infiniment moins grave. Aussi partageons-nous l'avis de Biedert, qu'il est de toute nécessité de préserver de la rougeole les enfants de moins de cinq ans.

En ville, le médecin n'est appelé que quand la maladie est déclarée, et il ne peut que se borner à prescrire l'isolement du petit malade, pour éviter des cas voisins. La rougeole sera attentivement surveillée, et les sorties ne seront permises qu'après la guérison complète, après qu'il a été purgé et baigné.

A l'hôpital, il est du devoir du médecin de préserver de la rougeole les enfants qui entrent en traitement pour une maladie quelconque. Archambault avait un moyen radical; il refusait l'entrée de l'hôpital aux jeunes enfants n'ayant pas eu antérieurement la rougeole. Cette mesure rigoureuse avait sa raison d'être alors que les rougeoles étaient disséminées dans les salles communes, et que l'hôpital de la rue de Sèvres surtout était souvent le siège d'un encombrement dangereux. Il est cependant des cas, où on ne peut mettre les enfants à la rue, par exemple quand les parents sont eux-mêmes malades, et les petits rougeoleux renvoyés de l'hôpital ne trouvent de refuge qu'au Dépôt, l'aboutissant de toutes les misères des enfants pauvres. Mieux valent encore pour eux les dangers de l'hôpital. Maintenant qu'il existe pour les rougeoleux des salles d'isolement, la sévère mesure d'Archambault serait difficilement admise. Lorsque les circonstances l'exigent, tout enfant malade doit trouver son lit à l'hôpital, c'est au médecin et surtout à l'administration de le placer dans les conditions de guérison les plus avantageuses. A l'hôpital Trousseau, il existe des salles d'isolement pour la rougeole, mais nous devons dire que l'isolement est insuffisant, et l'aménagement imparfait.

Dans le service de M. Cadet de Gassicourt, la salle des rougeoles est séparée de celle des scarlatines par une simple cloison percée d'une porte que les besoins du service forcent à ouvrir constamment. Dans le service de M. Triboulet, la mauvaise disposition des fenêtres rend l'aération presque impossible. Il n'existe pas, comme il y en a pour la diphtérie, de personnel spécial affecté aux rougeoleux, les salles ne comprenant qu'un petit nombre de lits.

Nous pensons qu'au lieu de cette dissémination, il serait préférable de réunir les rougeoles dans une salle vaste, aérée, divisée en deux sections (garçons et filles) avec un personnel spécial. Les jardins de l'hôpital ont déjà été assez diminués pour que l'on songe à construire un pavillon spécial ; mais il serait facile à l'Administration de restreindre les services de chroniques ou de teigneux qui ressemblent plutôt à des salles d'hospice qu'à des salles d'hôpital. Les chroniques y perdraient peu, et tous les autres y gagneraient. Il serait bon aussi qu'il y eut pour les cas douteux deux ou trois petites chambres à un seul lit où les malades resteraient en observation jusqu'à l'établissement d'un diagnostic certain. Notre collègue Révilliod a déjà demandé la même institution.

Un autre foyer de contagion se trouve dans les salles de consultation, ordinairement bondées de malades de toute espèce, et où l'air se raréfie et se sature de germes en un temps très court. Là, l'isolement n'est pas possible, mais on peut réclamer plus d'espace, une aération mieux comprise, enfin l'établissement d'appareils désinfectants, par exemple de pulvérisateurs à vapeur.

Le séjour à l'hôpital des enfants atteints de fièvres éruptives devra être restreint dans les mesures strictes du traitement nécessaire, les convalescents auront des locaux spéciaux, ou bien seront envoyés à la campagne, où les mêmes mesures seront prises. Si une épidémie de diphtérie se déclare dans la salle des rougeoles, les enfants non atteints seront immédiatement séparés, les diphtériques envoyés au pavillon d'isolement, la salle désinfectée et reblanchie à la chaux.

Avec l'observation de toutes ces mesures d'hygiène, il nous semble qu'on verrait très rarement les enfants être atteints successivement de scarlatine, de rougeole, de diphtérie. Si cette dernière maladie se déclare, les mêmes soins s'imposent que pour la diphtérie primitive. Nous n'insisterons pas sur l'isolement, les mesures hygiéniques, l'alimentation, le traitement tonique, etc.. Disons à propos de l'angine, que l'on devra user avec grande prudence, et qu'on ne devra pas insister sur l'emploi des vomitifs; dans les cas de débilitation profonde, de broncho-pneumonie, etc., il peut se faire que les vomissements n'aient pas lieu; le médicament ne contribue qu'à augmenter la diarrhée ou la dépression (émétique).

Les méthodes préconisées récemment contre la diphtérie n'ont pas donné de résultats satisfaisants; on devra surtout s'en abstenir dans la diphtérie morbilleuse. Par contre on usera largement du vin, de l'alcool, et des excitants diffusibles. On fera de fréquents lavages antiseptiques dans la gorge et les fosses nasales. Les ulcérations diphtéroïdes seront pansées avec la solution suivante :

> Acide salicylique...... 4
> Alcool............... 40
> Eau.......... .... 80 (Bergeron).

Le traitement du croup présente quelques considérations spéciales. En France, le traitement antiphlogistique et révulsif est abandonné; au contraire, les auteurs qui admettent l'existence du croup inflammatoire recommandent d'insister sur les sangsues, les onctions mercurielles, les vésicatoires. Archambault déconseille formellement l'emploi du vésicatoire, qui peut se recouvrir de fausses membranes, et plus tard gêner l'opération de la trachéotomie.

Nous avons dit que la rougeole n'était plus maintenant une contre-indication de l'opération. L'intervention est subordonnée aux questions suivantes : faut-il opérer? quand doit-on opérer?

Il faut opérer si l'obstacle laryngé est ou semble être la cause de l'asphyxie. On n'opérera pas si l'asphyxie est purement toxique, si elle est d'origine pulmonaire (broncho-pneumonie); dans les cas d'asphyxie laryngée,

il n'existe qu'une seule contre-indication de la trachéotomie ; c'est la présence de symptômes infectieux graves,
somnolence, collapsus, etc. (Henoch).

Quand faut-il opérer ? Un croup morbilleux opéré est
considéré comme voué à une mort fatale ; d'autre part
quelques enfants guérissent sans avoir été opérés ; on
retarde donc le plus possible l'opération, la seule ressource qui reste quand tout est perdu. On fait en cela
exception à la règle de Barthez, qui opérait tôt les croups
toxiques. Ici, que le croup soit toxique ou non, la guérison après l'opération est trop rare, pour que l'on pratique celle-ci sans avoir épuisé tous les autres moyens.

On devra opérer rapidement, à cause de l'hémorrhagie
assez fréquente et de l'état avancé de l'asphyxie ; cependant nous ne recommandons pas tel procédé plutôt
qu'un autre. — Les suites de l'opération réclament une
attention spéciale ; on s'efforcera par tous les moyens de
soutenir les forces de l'opéré, et d'éviter chez lui le développement de la broncho-pneumonie.

DE LA ROUGEOLE SURVENANT APRÈS LA DIPHTÉRIE

Pour compléter l'étude des rapports de la rougeole et de la diphtérie, il nous reste à parler des cas dans lesquels l'éruption rubéolique survient dans le cours ou à la suite du croup ou de l'angine pseudo-membraneuse. Nous serons bref sur ce point, car les exemples sont assez rares, et la rougeole développée dans ces conditions ne reçoit pas en général de caractères spéciaux de la maladie qu'elle complique; c'est un épiphénomène, mais non une complication spéciale.

Cette absence de caractères particuliers est sans doute la cause pour laquelle la plupart des auteurs ont passé ces faits sous silence. Les lignes suivantes, insérées par M. Sanné dans le Dictionnaire encyclopédique (art. Rougeole) sont ce que nous avons trouvé de plus étendu et de plus récent sur cette question. Nous les rapportons en entier, car nous aurons à les discuter, surtout au point de vue du pronostic. Parmi les fièvres éruptives consécutives à la diphtérie, « la rougeole, dit-il, occupe le premier plan, non pas que sa fréquence soit excessive, mais parce qu'elle est la plus commune des fièvres éruptives. Parmi les manifestations de la diphtérie, c'est au croup, et surtout au croup opéré qu'incombent ces com-

plications. Quelquefois, après la rougeole, on voit survenir la scarlatine, et réciproquement.

Le début de la rougeole s'annonce toujours par de la
fièvre et par un remarquable arrêt dans le travail de la
cicatrisation de la plaie; il arrive même que la plaie
entièrement cicatrisée se rouvre. Les accidents bronchiques n'ont jamais manqué, la broncho-pneumonie a
emporté le plus grand nombre des malades.

La mort a été la terminaison dans les deux tiers des
cas. L'enfant qui n'avait pas été opéré a succombé aussi
sous cette même influence. On doit s'attendre à un résultat pareil quand on voit la rougeole, maladie qui expose
si gravement les bronches, succéder au croup qui ne les
ménage pas davantage.

Le pronostic est donc fort grave, ce qui est d'autant
plus regrettable que la rougeole lève ce tribut sur les
malades qui ont traversé les dangers si redoutables du
croup opéré, et dont la guérison était à peu près certaine.

Nous avons recueilli huit observations de rougeole survenue après la diphtérie; c'est peu pour tirer des conclusions; en tout cas elles s'éloignent fort du sombre
tableau tracé par M. Sanné. Elles serviront de base à
notre description; chemin faisant, nous ferons ressortir
ses divergences avec celles du Dictionnaire encyclopédique.

La rougeole survenant dans le cours ou à la suite
d'une manifestation diphtérique n'a pas d'autre cause
réelle que la contagion. Dans les cas où il n'y a aucun
isolement (obs. de Béclère, de Rosenthal), la contagion
est évidente, et il sera souvent facile de se rappeler

qu'une quinzaine de jours avant l'éruption, un morbilleux a été admis dans la salle commune, et couché près du diphtérique contagionné. Dans les pavillons d'isolement, les diphtéries secondaires sont l'origine de la contagion, et il est plus que probable, dans nos observations que le premier (Lavr...) a contagionné le second (Batif...). Ce dernier a vu paraître son éruption seize jours après celle du premier ; il ne s'éloigne pas de la règle.

La diphtérie ne semble pas créer de réceptivité partilière pour la rougeole, car les cas en sont rares, et, dans nos observations, ont été toujours isolés.

Le sexe, l'âge des enfants, n'ont de même aucune influence. Les causes occasionnelles de la rougeole secondaire ne diffèrent pas de celles de la rougeole primitive.

M. Sanné a vu la rougeole se développer surtout à la suite du croup opéré; elle peut se montrer dans toutes les formes de la diphtérie pharyngo-laryngée, après l'angine seule (4 fois) ou accompagnée de croup (1 fois), dans le croup opéré (2 fois) ou non (1 fois). Le siège et la gravité de la diphtérie antérieure ne paraissent pas créer de prédispositions.

La rougeole se montre tantôt dans le cours d'une diphtérie non encore guérie, et le début de l'incubation de la rougeole peut même devancer l'apparition des fausses membranes, tantôt lorsque l'enfant se trouve en pleine convalescence (diphtérie guérie depuis 6, 8, 20 jours).

Quand la rougeole apparaît à la suite d'une angine ou d'un croup non opéré, elle s'annonce par de la fièvre, une toux légère, un peu de rougeur des conjonctives, en somme par les prodrômes habituels. La voix, qui avait été altérée par le croup, ne subit pas de nouvelles modifications qui puissent faire croire à une nouvelle production de fausses membranes dans le larynx.

Quand la complication se montre chez un croup opéré, la température remonte et la plaie peut se rouvrir, comme l'indique M. Sanné ; mais ce n'est pas là un signe particulier ; tous les accidents qui peuvent se montrer du côté de la plaie (inflammation, érysipèle, gangrène, etc.), la broncho-pneumonie, en un mot toute complication inflammatoire suspend ou détruit le commencement de cicatrisation de l'incision. Ce symptôme indique l'apparition d'une complication, mais sans renseigner sur la nature de celle-ci. D'ailleurs le travail de cicatrisation peut être assez avancé pour ne pas être influencé par le développement de la rougeole.

L'éruption une fois sortie ne présente pas de caractères spéciaux, il n'est pas signalé dans nos observations que l'exanthème soit apparu difficilement, comme on le voit si souvent dans l'athrepsie, dans les broncho-pneumonies cachectiques, où l'éruption morbilleuse se réduit à de petits points rouges, espacés, non saillants, s'effaçant difficilement à la pression du doigt. Plusieurs fois la bronchite s'est montrée au début de la maladie, tantôt légère, tantôt plus étendue et plus profonde, mais la plupart du temps elle a guéri.

Sur huit cas, nous ne voyons, en effet, que deux décès, survenus par broncho-pneumonie, chez des enfants jeunes (2 et 3 ans), affaiblis, dont l'un était épuisé par la suppuration et la gangrène. Ces deux enfants n'avaient pas été opérés. Tous les autres ont guéri, sans avoir présenté d'autre complication que du catarrhe bronchique, et sans que la durée de la rougeole ait été prolongée du fait de la maladie antérieure ; dans deux cas, l'époque de la guérison n'est pas notée ; dans les autres, les enfants sont sortis guéris au bout de 11, 12, 15 et 23 jours. Parmi les guérisons, il faut noter les deux cas de croup opéré.

Le pronostic nous semble donc bien moins fâcheux qu'à M. Sanné, les 3/4 des enfants ont guéri, presque sans accidents, et les deux décès trouvent une application bien facile dans les circonstances antérieures.

Un mot seulement sur le diagnostic, qui est des plus faciles : quelques-unes des éruptions décrites dans le cours de la diphtérie ont un aspect morbilliforme ; l'absence de prodromes, de phénomènes généraux, le peu de durée de l'éruption feront faire aisément le diagnostic. Chez les enfants traités par les balsamiques, une éruption copahique peut survenir, qui présente les caractères objectifs de la rougeole ; il suffira d'avoir présente à l'esprit cette cause d'erreur.

OBSERVATIONS

Nous avons recueilli et utilisé pour ce travail une centaine d'observations ; la plupart nous ont été communiquées par nos excellents collègues Darier, Bourdel, Revilliod, Ménétrier, Barbier et Widal, que nous ne saurions trop remercier de leur obligeance. Le nombre de faits que nous rapportons nous paraît suffisant pour se rendre un compte exact de la maladie que nous étudions.

OBSERVATION I

Rougéole. Angine et croup opéré. Guérison.

Lo... (Aimé), 4 ans 1/2, entré le 7 juillet 1885 au pavillon Bretonneau, service de M. le D⁰ Cadet de Gassicourt.

Rougéole il y a trois semaines.

Malade depuis dix jours par angine, croup depuis quatre jours.

Dyspnée. Accès de suffocation. Opéré à l'entrée.

8 juillet. L'enfant est calme, mais tousse beaucoup. Rien dans les poumons.

Une petite fausse membrane sur l'amygdale droite.

Du 8 au 16, l'enfant eut par moment des accès de fièvre, et

il rendit de nombreuses fausses membranes. Le rejet de produits diphtériques s'arrêta le 17.

Le 21. Plaie belle, bon état. Ablation de la canule.

Le 29. Plaie fermée. Etat excellent.

Sort guéri le 9 août.

OBSERVATION II

Rougeole. Croup opéré. Guérison.

Jacq... (Suzanne), 5 ans, entrée le 24 janvier 1885 au pavillon Bretonneau, service de M. le Dr Cadet de Gassicourt.

A eu la rougeole il y a quinze jours.

Angine depuis six jours ; croup depuis trois jours. Il n'existe plus actuellement de fausses membranes dans la gorge ; il n'y a pas d'engorgement ganglionnaire, ni de jetage.

Entrée le matin, opérée à 5 h. du soir. Soulagement ; nuit calme.

Le 26. Respiration très pure. Bon état.

Le 29. La petite malade est sans canule depuis ce matin.

1er février. Très bon état.

Sort guérie le 15 février.

OBSERVATION III

Rougeole. Croup. Trachéotomie. Guérison.

Dego... 5 ans, entré le 28 juillet 1885 au pavillon d'isolement de l'hôpital des Enfants-Malades.

Entré avec éruption morbilleuse et croup, l'éruption a disparu sur la face, mais elle occupe le tronc et les membres.

Tirage. Trachéotomie.

Sort guéri le 4 août.

Observation IV (Résumée).

Rougeole. Croup opéré. Diphtérie prolongée. Guérison.

Jub... (Victor), 4 ans, entré le 28 avril 1875, salle St-Benjamin, n° 14, service de M. le D' Bergeron.

Rougeole il y a quinze jours. Depuis ce temps, l'enfant serait resté languissant, et aurait conservé de la raucité de la voix.

Depuis quatre jours, voix et toux éteintes, dyspnée continue, surtout depuis hier.

Entré avec asphyxie commençante, tirage cervical très prononcé. Opéré deux heures après, soulagement immédiat.

Pas de fausses membranes dans la gorge, qui est seulement rouge.

1er mai. Etat satisfaisant, plaie belle, bon appétit, pas de râles.

Le 3. Respiration rude, presque soufflante, dans la fosse sus-épineuse droite, dyspnée, crachats purulents, canule noire.

Le 9. Amélioration, gros râles, sans souffle. L'enfant passe la nuit sans canule.

Jusqu'au 21 mai, l'enfant a présenté des alternatives de fièvre et d'apyrexie, des râles passagers du côté des poumons, on n'a pu enlever définitivement la canule.

Le 21. Accès de dyspnée, nécessitant la réintroduction de la canule. Cette manœuvre provoque le rejet d'une fausse membrane de 2 centim. de long ; immédiatement après, la respiration redevient facile.

Le 22. Accès de dyspnée comme la veille ; on remet la canule ; expulsion de débris pseudo-membraneux. Le rejet de fausses membranes continue journellement jusqu'à la fin du mois ; mais elles diminuent en nombre et en grandeur. Le

31 mai, l'enfant rejette une fausse membrane très étroite, de 3 millim. paraissant venir des bronches de 3e calibre.

7 juin. Eruption sudorale généralisée. Pas de phénomènes généraux. L'éruption disparaît trois jours après

Pendant ce temps, quelques rhonchus dans la poitrine.

Le 11. Albuminurie ; la plaie se rouvre. La voix est moins claire, la toux plus rauque. Quelques râles humides à la base droite.

Le 19. Les urines ne renferment plus d'albumine ; la plaie est fermée.

Le 24. Un peu de nasonnement.

La fièvre a complètement cessé. L'enfant quoique très affaibli (pustules d'ecthyma, abcès), a un appétit satisfaisant.

Sort guéri le 28 juin.

OBSERVATION V

Rougeole, Croup. Opéré deux fois. Guérison.

Cast... (Léon), 8 ans 1/2, entré le 14 décembre 1885 au pavillon d'isolement (n° 2), service de M. le Dr Descroizilles.

Eruption de rougeole le 27 novembre ; dans la nuit du 29 au 30, violent accès de dyspnée. Depuis ce temps, la respiration est gênée.

Le 14. La respiration devenant beaucoup plus difficile, la trachéotomie est pratiquée dans la soirée.

Le 15. Respiration assez bonne. Coryza ; fosses nasales obstruées. Quelques gros râles dans la poitrine.

Pas d'angine.

Le 16. Etat général satisfaisant.

A rendu une petite fausse membrane par la canule.

Le 18. Respiration calme, très bonne. La plaie, petite, a très bon aspect. La canule est enlevée ce matin.

Le 19. L'enfant se passe très bien de sa canule.

Râles ronflants dans les deux poumons. Diphtérie nasale. Malgré cela l'état général est bon. Pas d'albuminurie.

Les amygdales et la luette sont rouges, mais sans fausses membranes.

Le 22. Toujours un peu de coryza couenneux. La plaie est presque fermée.

Le 23. Commence à se lever.

Le 26. L'enfant, jugé guéri, est renvoyé à la salle St-Augustin. Quatre jours après, le 30 au soir, il est de nouveau repris de gêne de la respiration. La voix est presque éteinte. Le 31, deux accès de suffocation dans la journée. L'enfant a rendu en toussant une grande fausse membrane.

Trachéotomie.

1er janvier 1886. Etat général bon. Pas d'angine.

Quelques gros râles dans la poitrine.

Pas de fièvre. Respiration sans bruit ni fréquence.

Le 2. Enlèvement de la canule.

Le 4. La voix est redevenue claire. L'état général est excellent.

L'enfant est sorti guéri de l'hôpital.

OBSERVATION VI

Rougeole. Coqueluche. Croup opéré. Guérison.

Poupev... (Jules), 5 ans 1/2, entré au pavillon d'isolement, service de M. le Dr Descroizilles, le 14 décembre 1885.

A eu la rougeole il y a cinq semaines, puis la coqueluche.

Malade depuis cinq jours : dyspnée, tirage. La nuit dernière, l'état a beaucoup empiré.

14 décembre. Voix et toux éteintes.

Croup arrivé à la période asphyxique et anesthésique.

Tirage sus et sous-sternal très intense.

Pas de fausses membranes dans la gorge. — Traces d'albumine dans l'urine.

Trachéotomie. Pas de soulagement immédiat : le calme est revenu un peu dans l'après-midi.

Le 15. Dans le poumon gauche, râles fins et respiration soufflante. Quintes de coqueluche. Coryza.

Le 16. Pneumonie gauche.

Le 18. Erysipèle de la plaie.

Le 21. Le cou et la figure commencent à désenfler. L'enfant se passe de canule (agrandissement de la plaie).

Nombreux râles sous-crépitants à bulles grosses ou fines dans les deux poumons.

Le 22. Broncho-pneumonie bilatérale peu avancée (pas de souffle). Le 24. Les râles diminuent. L'orifice interne de la plaie se rétrécit.

Le visage desquame (érysipèle).

Les jours suivants, l'état resta à peu près le même, les râles changeant de place, mais ne disparaissant pas, l'enfant ayant des alternatives de calme et d'agitation.

L'amélioration ne devint évidente qu'à partir du 31 décembre. Respiration plus calme. La plaie trachéale est presque cicatrisée. La plaie cutanée se ferme également. L'appétit revient, seule la voix reste un peu éteinte.

L'enfant est sorti guéri de l'hôpital.

OBSERVATION VII

OBSERVATION XIX de Maunoir (loc. cit.) p. 32. Résumée.

Rougeole, laryngite grave (diphtérique ?). Guérison.

Joan... (Charles), 4 ans 1/2. Entré le 4 janvier 1876, salle St-Louis, n° 18.

Le 24 janvier apparaît sans prodromes une éruption de rougeole. Le soir la toux devient rauque, l'inspiration un peu pénible et sibilante.

Le 25. Toux croupale, deux accès de suffocation dans la nuit On discute la trachéotomie, qui n'est pas pratiquée.

Le soir amélioration notable.

Le 29. Les symptômes inquiétants du côté du larynx ont tout à fait cessé. L'éruption a disparu.

26 février. Ses parents l'emmènent.

Observation VIII

Bulletin général de thérapeutique, 1857, t. 52, p. 138.
(Edinb. medical Journal, 1856). — Résumée.

Rougeole. Croup. Trachéotomie. Guérison.

Un petit garçon de 2 ans 1/2 était à peine rétabli de la rougeole, lorsque, le 22 juillet, il fut pris d'enrouement, d'un peu de toux, puis d'un violent accès de suffocation. Dans la soirée, les accidents avaient beaucoup marché ; la respiration n'avait plus lieu qu'à de longs intervalles, le pouls était presque imperceptible, l'insensibilité à peu près complète. M. Edwards pratiqua immédiatement la trachéotomie, qui ne présenta presque aucune difficulté. Amélioration immédiate. A une heure du matin, la respiration paraissait parfaitement libre. Dans la matinée, des débris de fausses membranes furent rendus.

Dès ce moment, la respiration se rétablit, et à part une pneumonie qui suivit sa marche en quelques jours, aucun accident ne vint entraver la guérison. Quinze jours après l'opération, le petit malade quoique faible, était très bien portant, et en trois semaines la plaie était cicatrisée.

Observation IX

(Henoch, loc. cit., p. 545).

Rougeole. Croup. Trachéotomie. Guérison.

Charles R., 4 ans, admis le 8 décembre 1876, pour rougeole qui a fait éruption trois jours auparavant. Depuis hier, accès de suffocation. L'examen révèle tous les symptômes du croup, pas de traces de dépôt dans l'arrière-gorge, simplement une rougeur modérée. Trachéotomie suivie d'inhalations par la canule d'eau de chaux pulvérisée. Les jours suivants, érysipèle bulleux qui, parti de la plaie, s'étend jusqu'au mamelon droit avec fièvre modérée, et disparition de tous les symptômes laryngés. A partir du 13, régression de l'érysipèle et de la fièvre. Guérison complète.

Observation X

(Henoch, loc. cit., p. 270).

Rougeole. Croup. Trachéotomie. Guérison.

Garçon de trois ans, reçu le 26 mai 1873 avec rougeole en éruption. Exanthème développé dans le visage. P., 150. T. m., 39°,5 ; s., 40°, fort catarrhe du larynx, toux rude, presque aphone, voix rauque. L'examen le plus attentif ne montre qu'une rougeur tachetée du palais et une angine simple. Sous l'influence d'un traitement antiphlogistique énergique (sangsues, tartre stibié) la fièvre diminue, mais les symptômes laryngés persistent. Soudain, le soir du 5 juin, de nouveau T., 38°,5, le lendemain, matin 39°,5. Depuis minuit développement complet du croup de sorte qu'à midi, pendant la clinique, le trachéotomie dut être pratiquée. Nous pûmes retirer de l'ouverture trachéale un cylindre d'exsudat s'étendant profondément jusqu'à la bifurcation. Il y eut encore plus tard expulsion de lambeaux par la toux. Le dixième jour, enlèvement de la canule, guérison complète.

OBSERVATION XI

Rougeole. Croup non opéré. Guérison.

Lho..., 5 ans, entré le 2 décembre 1885 au pavillon Bretonneau, service de M. le Dr Triboulet.

A eu la rougeole il y a quatre jours. Depuis ce temps, voix éteinte, respiration embarrassée, accès de suffocation.

Actuellement, tirage et accès de suffocation.

Au bout de quelques jours, le tirage diminue, la respiration devient plus calme ; le 14, il ne reste plus que de la raucité et de l'abaissement de la voix. Quelques râles bullaires dans le poumon droit.

Le 17. L'enfant, non opéré, va beaucoup mieux la voix est revenue.

Le 19. Guérison.

Sortie.

OBSERVATION XII

Rougeole. Croup non opéré. Broncho-pneumonie. Guérison.

Pulv... (Pierre), 5 ans, entré le 11 janvier 1885 au pavillon Bretonneau, service de M. le Dr Cadet de Gassicourt.

A eu récemment la rougeole. Malade depuis dix jours.

Petites fausses membranes disséminées sur les amygdales. Plusieurs accès de suffocation. Pas de tirage. Respiration encore assez ample.

Le 16. Voix et toux éteintes. Plusieurs accès de suffocation.

Le 17. Un peu d'amélioration ; pas de tirage.

Le 19. Submatité à la partie moyenne du poumon gauche, où on entend une respiration soufflante.

Le 21. Matité ; souffle rude.

Le 26. Le souffle est plus doux, voilé ; on diagnostique une pleurésie, recouvrant un poumon atteint de broncho-pneumonie

Le 27. Souffle très doux ; ils'y mêle des bouffées de râles sous-crépitants fins.

Le 28. Le souffle diminue beaucoup ; quelques râles.

4 février. Bruit de frottement.

Le malade sort guéri.

OBSERVATION XIII

Rougeole. Croup non opéré. Guérison.

Maill... (Léonard), 2 ans 1/2, entré le 30 juin 1884 au pavillon Bretonneau, service de M. le Dr Cadet de Gassicourt.

Rougeole depuis deux jours. Croup depuis la veille ; pas de fausses membranes actuelles dans la gorge, mais voix éteinte et tirage considérable.

1er juillet. Le tirage a plutôt diminué ; l'éruption s'est légèrement effacée et est à peine visible actuellement.

Le 2. Respiration obscure, quelques râles.

Le 4. Diminution considérable du tirage, cessation de la fièvre.

Le 7. L'amélioration continue ; plus de tirage, voix plus claire.

Sorti guéri le 31 juillet.

Observation XIV

Croup après rougeole. Opéré. Mort.

Phili..., Arthur-Louis, 4 ans 1/2, entré le 22 juin 1883, pavillon Bretonneau, lit n° 9 (garçons).

Malade depuis 15 jours.

Rougeole il y a 10 jours ; actuellement l'éruption n'est pas encore complètement effacée.

Diphtérie depuis 6 jours. Début par toux rauque.

Angine : fausses membranes grisâtres, sur les deux amygdales engorgement ganglionnaire, gonflement et bouffissure du cou. Fétidité de l'haleine.

Croup (deuxième période), tirage sus et sous-sternal.

Opéré dans la nuit. Pas de soulagement.

23 juin. Asphyxie. Pouls insensible. Mort.

Observation XV

Diphtérie après rougeole. Mort.

Vall..., Louise-Madeleine, 2 ans, entrée le 19 mai 1883, pavillon Bretonneau, n° 4 (Filles).

Entre avec rougeole au début. La diphtérie apparaît dès le 1er jour.

Angine avec gonflement ganglionnaire.

Coryza couenneux.

Pas de croup.

Le 26. L'enfant semble guérie, mais le 2 juin la voix devient rauque, le tirage apparaît et augmente assez rapidement pour nécessiter l'opération le soir même.

R.   7

Le lendemain, nombreux râles dans les poumons ; dyspnée, toux continuelle, gargouillement dans la canule.

Mort le 3 juin.

Observation XVI

Diphtérie après rougeole et scarlatine. Mort.

Pag.., Louis, 5 ans, entré le 21 juin, pavillon Bretonneau, n° 3 (Garçons).

Malade depuis 10 jours (soigné pour angine scarlatineuse). Toux rauque depuis 3 jours.

Le 21. Fausses membranes sur les deux amygdales ; presque pas d'engorgement ganglionnaire. Voix éteinte, accès de suffocation et tirage continu.

Opéré quelques heures après son entrée ; légère hémorrhagie pendant l'opération. — Soulagement, rejet de fausses membranes et de pus.

Le 22. Respiration assez calme, mais la canule sèche un peu.

Poumons ; pas de râles.

Le 23. Nombreux râles sous-crépitants dans les deux poumons, surtout à la base droite.

Mort le 23 juin.

Observation XVII

Rougeole. Croup opéré. Mort.

Amélie Mo..., 3 ans, entrée le 15 juin 1883, pavillon Bretonneau, lit n° 6 (filles).

Soignée à la salle Blache (service d'aigus), y contracte la

rougeole. Passe à la salle des rougeoles, et de là est envoyée avec la diphtérie au pavillon d'isolement.

Entrée à la période asphyxique. Opérée immédiatement sans grand soulagement.

Le 16. Etat général mauvais.

Nombreux râles sous-crépitants dans les deux poumons, sortout à droite. Diarrhée.

Morte le 16 juin.

Observation XVIII

Henoch (loc. cit., p. 545).

Rougeole. Croup. Trachéotomie. Mort.

Gustave K., 5 ans, admis le 11 juin 1877 pour rougeole. Le 17, raucité, toux et respiration croupales, pas de dépôt dans le pharynx. Fièvre (39°,6. S. 40°,4). Le lendemain trachéotomie avec rejet de petits lambeaux membraneux. Persistance de la dyspnée et de la fièvre (41°). Mort le 19. Autopsie : laryngo-trachéite fibrineuse, broncho-pneumonie double, pleurésie à droite.

Pharynx i .ct.

Observation X.

Rougeole, Broncho-pneumonie. Trachéotomie. Mort.

Gille (Blanche), 3 ans 1/2, entrée au pavillon Bretonneau dans la nuit du 18 août 1883.

Opérée immédiatement. Respiration artificielle. Pas de sou·lagement.

29 août. Ce matin, oppression. Râles fins dans les deux poumons, plus marqués à la base droite. Sur la figure, quelques traces de l'éruption morbilleuse.

Morte à 10 heures du soir.

L'enfant avait la rougeole depuis six jours. La diphtérie est plus que douteuse.

OBSERVATION XX

Rougeole. Croup opéré. Mort

Lecoi..., 4 ans, entré le 22 novembre 1885 au pavillon Bretonneau, service de M. le Dr Triboulet.

Etait traité dans le service de M. Cadet de Gassicourt, depuis le 24 octobre, pour la rougeole. Le malade avait la voix éteinte depuis le début de la rougeole.

La nuit du 21 au 22 novembre a été très mauvaise, marquée par de nombreuses quintes coqueluchoïdes, qui n'avaient jamais été observées auparavant. Le 22, à 10 heures du matin, il n'avait pas encore de tirage ni aucun phénomène de croup. Il a été opéré asphyxiant à 4 heures de l'après-midi, le même jour. La rougeole avait évolué normalement, mais il avait conservé dans la poitrine des râles en petit nombre et disséminés. Son nez et ses oreilles coulaient. Diarrhée.

M. Cadet de Gassicourt supposait l'existence d'une tuberculisation pulmonaire.

Opéré le 22 ; n'a pas rejeté de fausses membranes.

24 novembre. Teinte asphyxique, lèvres violacées.

Respiration fréquente. Nombreux râles bullaires dans les poumons. Mort.

A l'autopsie, on a trouvé des fausses membranes très étendues dans les bronches et dans la trachée.

Observation XXI

Rougeole. Croup opéré. Mort.

Bin..., entrée le 22 mai 1885 au pavillon Bretonneau (filles, n° 6), service de M. le D' Triboulet.

Sortie d. .. 'eole la semaine dernière.

22 mai. Croup depuis trois jours. Arrive avec tirage et plusieurs accès de suffocation. Opérée à l'entrée. Soulagement rapide. Expulsion de fausses membranes.

Respiration calme, sans bruit ni fréquence.

Ganglions sous-maxillaires tuméfiés.

Le 23. Epistaxis abondante.

Tuméfaction sous-maxillaire énorme à gauche.

Râles ronflants abondants disséminés dans les deux poumons.

Le 25. Respiration un peu plus calm ·; on entend encore des râles aux deux bases.

Le 26. Souffle de broncho-pneumonie à droite. Mort.

Observation XXII

Rougeole. Croup opéré. Mort.

Duroc... (Clémentine), 4 ans, entrée au pavillon Bretonneau le 4 février 1885, service de M. le D' Cadet de Gassicourt.

A eu la rougeole, puis une bronchite. Croup depuis deux jours.

Trachéotomie.

5 février. Nuit agitée, toux fréquente.

Pas de fausses membranes pharyngées visible .

Le 6. Plaie gonflée. Respiration obscure.

Pas d'aggravation jusqu'au 11.

Le 11. Gros râles ronflants dans les deux poumons. Canule noire.

Le 12. Asphyxie et paralysie.

Mort le 14 février.

Observation XXIII

Rougeole. Croup opéré. Mort.

Mauj... (Georges), 21 mois, entré le 16 juin 1883 au pavillon Bretonneau, service de M. le Dr Triboulet.

Soigné en chirurgie pour plaie de la main gauche. Vient d'avoir la rougeole ; pas d'autres renseignements.

Entré et opéré immédiatement ; rejet de fausses membranes ; soulagement.

Le 17 . Respiration un peu fréquente, mais sans bruit.

Pas d'engorgement ganglionnaire ; légère angine.

Diarrhée.

Le 18. Plaie gonflée. Canule noire.

Râles nombreux dans les deux poumons.

Mort le 19 juin.

Observation XXIV

Rougeole Croup opéré. Mort.

Mart..., 6 ans 1/2, entré le 28 décembre 1885 au pavillon Bretonneau, service de M. le Dr Triboulet.

Sort de rougeole.

Malade depuis huit jours.

Opéré d'urgence à l'entrée.

Râles sous-crépitants fins à la base droite.

1er janvier 1886. Amélioration, enlèvement de la canule.

Le 3. Broncho-pneumonie : souffle dans les 2/3 inférieurs du poumon gauche ; râles bullaires à droite.

Le 6. Le souffle s'entend du haut en bas du poumon gauche ; à droite, râles fins disséminés, avec un peu de souffle.

Le 7. Prostration extrême, pâleur de la face ; odeur fétide de la plaie.

Mort.

OBSERVATION XXV.

Rougeole. Croup opéré. Mort.

Baudin... (Eugénie), 4 ans 1/2, entrée le 6 janvier 1885 au pavillon Bretonneau, service de M. le Dr Cadet de Gassicourt.

A eu la rougeole il y a trois semaines. Angine depuis 6 jours ; croup depuis trois jours. Opérée à l'entrée ; à la suite, nuit assez calme. Il n'existe plus maintenant de fausses membranes pharyngées ; il n'y a pas non plus d'engorgement ganglionnaire.

Le 8. Emphysème sous-cutané.

Le 9. Respiration obscure. Agitation.

Le 10. Nombreux râles sibilants et sous-crépitants dans les deux poumons. Affaissement.

Le 11. Aggravation : faciès terreux, asphyxie. Mort.

OBSERVATION XXVI.

Rougeole. Croup opéré. Mort.

Ponc... (Marie), 5 ans 1/2, entrée le 25 février 1885 au pavillon Bretonneau, service de M. le Dr Cadet de Gassicourt.

Rougeole il y a dix jours. Laryngite dès le début. Depuis hier, voix éteinte, tirage permanent, accès de suffocation, cornage.

Opérée le 25 au soir. A rejeté des fausses membranes longues et ramifiées. Peu de soulagement.

Le 26. Râles ronflants disséminés. Une petite fausse membrane très ténue sur l'amygdale gauche.

Le 28. Etat assez satisfaisant.

1er mars. A eu hier une hémorrhagie considérable. Ce matin, pouls très fréquent (160). Râles ronflants et sibilants du côté droit.

Le 4. Râles sous-crépitants à la partie moyenne du poumon gauche.

Le 5. Broncho-pneumonie. Dyspnée. Abattement. Cyanose. Mort le 6 mars.

OBSERVATION XXVII

Rougeole. Coqueluche. Croup opéré. Mort.

Guit... (Henri), 3 ans 1/2, entré le 21 décembre 1885 au pavillon d'isolement, service de M. le Dr Descroizilles.

A eu la rougeole il y a un mois. Depuis huit jours, l'enfant et ses deux frères toussent en coqueluche.

Depuis trois jours, la voix est couverte, et la toux a augmenté. A eu hier deux épistaxis.

Plusieurs accès de suffocation la nuit dernière.

21 décembre. Grande fausse membrane arrondie sur l'amygdale gauche.

Croup : la voix est très couverte, mais pas complètement éteinte. Tirage assez fort sus et sous-sternal.

Trachéotomie. L'enfant rend une fausse membrane formant un tube complet de 8 centimètres de long, et ramifiée.

Le 22. Agitation, pâleur, asphyxie. Albuminurie.
T., 39°. R., 60. P., 180.
Mort dans la soirée.

OBSERVATION XXVIII

Rougeole. Croup opéré. Mort.

Thib... (Paul), 4 ans, entré le 20 juillet 1884 au pavillon Bretonneau, service de M. le D�r Cadet de Gassicourt.

Rougeole il y a quinze jours.

Entré avec un tirage considérable ; opéré de suite ; n'a pas rendu de fausses membranes, pourtant il y en a quelques-unes dans le pharynx.

Le 21. Soulagé ce matin. Quelques fausses membranes sur l'amygdale gauche. A rendu des fausses membranes par la canule.

Le 23. Peu de fièvre ; assez bon état.

Le 24. Id., mais quelques râles.

Le 25. L'enfant se cyanose ; asphyxie de cause pulmonaire.

Respiration partout obscure ; on entend cependant peu de râles.

Mort dans la soirée. Pas d'autopsie.

OBSERVATION XXIX

Croup après rougeole. Mort.

Giraud..., Jeanne, 6 ans, entrée le 8 mai 1883, pavillon Bretonneau, n° 6 (Filles).

Rougeole il y a 8 jours. Malade depuis ce temps.

Croup ; accès de suffocation très violents ; tirage continu. Voix presque éteinte.

Beaucoup d'angine : gonflement considérable de l'isthme du gosier ; amygdales recouvertes de fausses membranes grisâtres, pulpeuses, mais sans odeur.

Poumons : murmure respiratoire voilé.

Le traitement médical ne réussissant pas, l'enfant est opérée le soir. Pas de soulagement. A rejeté du pus et des fausses membranes.

Toux continuelle.

Râles ronflants et sous-crépitants dans les deux poumons. Mort le 9 mai.

OBSERVATION XXX

Henoch (loc. cit., p. 551).

Rougeole après diphtérie. Mort.

Chez une petite fille de trois ans, souffrant encore d'adénite et de phlegmons sous-maxillaires, à la suite d'une diphtérie, la rougeole fit éruption le 14 février 1878. Sous son influence, les phlegmons qui entre temps avaient suppuré et avaient été ouverts était devenus gangréneux au bout de dix jours. T. toujours 40° à 40°,6. Visage fort œdémateux ; la chambre était empestée par l'odeur gangréneuse. Mort par collapsus et broncho-pneumonie double.

Observation XXXI

Observation du service de P. Guersant, prise par L. Blondeau, rapportée par
Trousseau (Clin. de l'Hôtel-Dieu, t. I) (Résumée).

Rougeole. Diphtérie. Mort.

Enfant de 3 ans 1/2, entre le 9 novembre 1847 à l'hôpital de
la rue de Sèvres pour croup.

Le samedi 30 octobre, il avait été pris de fièvre ; le mardi
suivant, rougeole qui dura jusqu'au samedi. Le samedi, et plus
encore le lendemain, gêne de la respiration, raucité de la voix,
augmentant progressivement.

A l'arrivée de l'enfant à l'hôpital, on constata les symptômes
suivants : le visage était pâle, d'une teinte bleuâtre, la gêne de
la respiration considérable. Les fosses nasales étaient obstruées
par un mucus épais, grisâtre ; cependant, en examinant scru-
puleusement la gorge, on ne trouvait aucune apparence de
fausses membranes. Agitation et oppression excessives. P.
120.

Les ganglions maxillaires ne furent jamais engorgés, et ce
fait s'explique par l'absence de lésions dans le pharynx.

Le 19 novembre, on notait un peu plus de calme, une dyspnée
moindre ; mais la toux était rauque, la voix éteinte, la face toujours bleuâtre, et les concrétions nasales persistaient. Pouls
petit, filiforme, = 128.

Vomitif ; pas d'évacuation par le haut ; mais dix garde-robes
vertes.

L'oppression était revenue plus considérable, et l'on comp-
tait quarante-six inspirations par minute. L'enfant était dans
l'orthopnée. La voix était éteinte tout à fait ; l'expiration se
faisait sans bruit, tandis que l'inspiration bruyante, était comme
enrouée, la toux d'une raucité extrême. Bientôt l'enfant tomba

dans un abattement profond dû à l'état asphyxique. Il conser-
vait toute sa connaissance.

Dans la nuit, il y eut deux violents accès de suffocation, cependant l'asphyxie était plus grande encore que la veille. La
mort arriva dans la journée, sans qu'on essayât de pratiquer la
trachéotomie, que la marche de la maladie aurait rendue inutile.

Autopsie : fausses membranes dans le larynx et la trachée
jusqu'aux premières ramifications bronchiques.

Dans les fosses nasales, on trouvait les exsudations qui avaient
été vues pendant la vie ; mais il n'y avait pas de fausses membranes à proprement parler ; il n'y en avait pas trace davantage ni dans le pharynx ni dans la bouche.

OBSERVATION XXXII

Obs. II de COMBAUD (Résumée).

Rougeole. Angine diphtérique. Guérison.

N. H..., âgé de 3 ans, entre à l'infirmerie le 4 février 1879,
pour une rougeole au début.

Le 5. Eruption morbilleuse très confluente, sauf aux joues.

Le 16. On constate de la diphtérie sur les deux amygdales
mais surtout à gauche, et un écoulement nasal.

Le 18. L'amygdale gauche seule en présente.

Le 24. L'amygdale gauche est grosse et ulcérée.

Ce malade est sorti guéri le 18 mars seulement ; mais il avait
eu une récidive très caractérisée de rougeole le 8 mars.

Observation XXXIII

Obs. I de Combaud.

Rougeole. Angine diphtérique. Guérison.

Le nommé F. P..., âgé de vingt mois, entré le 2 juin 1879, à l'infirmerie avec une rougeole au début. L'éruption siège au menton et aux fesses.

Le 3. L'auscultation fait percevoir des râles nombreux dans les deux poumons et un souffle à gauche.

Le 7. Le malade présente trois fissures à la re supérieure dont une à la commissure droite.

Le 9. Elévation de la température, 39°,4. Apparition d'un point diphtéritique sur l'amygdale gauche avec adénopathie correspondante.

L'enfant est sorti guéri le 22 juin.

Observation XXXIV

Rayer. Maladies cutanées, p. 197 (Résumée).

Rougeole. Bronchite pseudo-membraneuse. Mort.

L..., âgé de 14 ans, fut atteint, dans les premiers jours de février 1825 d'un léger catarrhe.

Le 15, symptômes précurseurs de la rougeole.

Le 19, éruption. Râles dans le poumon droit.

Le 22, quatrième jour de l'éruption, respiration plus fréquente, le malade éprouve tout à coup à plusieurs reprises beaucoup d'oppression, le râle est moins distinct et la respiration plus obscure dans les parties du poumon où il avait été entendu, absence presque complète de respiration, à la partie postérieure et inférieure du poumon droit.

Le 23, accès de suffocation plus rapprochée, orthopnée, face un peu livide, lèvres violettes, pouls très petit et très fréquent (130). Mort à 5 heures du soir..

Autopsie. — Concrétions blanchâtres membraniformes un peu moins consistantes que les fausses membranes du croup remplissant les ramifications des bronches qui se distribuent dans les deux lobes supérieurs des poumons.

OBSERVATION XXXV

Rougeole. Diphtérie maligne. Mort.

Guil... (Ida), 3 ans 1/2, entrée au pavillon Bretonneau, le 13 août 1883.

Rougeole il y a quinze jours.

Angine depuis cinq jours. Fausses membranes sur les deux amygdales.

Jetage. Le pourtour des ailes du nez est ulcéré et recouvert de fausses membranes.

Rien dans le larynx ni dans les poumons.

Albumine en quantité notable.

16 août. Même état. L'ulcération du côté droit de l'aile du nez s'est agrandie. Elle est toujours recouverte de fausses membranes. Le soir, vomissements.

Le 17. La malade refuse de s'alimenter. Refroidissement. Plaies du nez saignantes.

Conjonctivite purulente à gauche.

Le 18. Mort par empoisonnement diphtérique.

Observation XXVI

Rougeole. Diphtérie maligne. Mort.

Barthol...' (Henri), 2 ans 1/2, entré le 19 juin 1883 au pavillon Bretonneau, service de M. le Dr Triboulet.

A eu la rougeole il y a dix jours ; aurait eu la scarlatine quelques jours auparavant. .

Malade depuis quinze jours ; a pris deux vomitifs ; deux vésicatoires ont été appliqués sur la poitrine.

Actuellement, angine grave, fausses membranes très abondantes, et mucosités purulentes dans la gorge. Gonflement considérable des ganglions sous-maxillaires. Jetage nasal.

Voix non altérée ; toux un peu rauque.

Rien dans les poumons.

22 juin. Même état. Quelques râles ronflants dans les deux poumons.

Paralysie du voile du palais ; les liquides reviennent par le nez. Diarrhée.

Pas de changement jusqu'au 5 juillet. (La mère du malade a été atteinte de diphtérie).

6 juillet. Croup : voix et toux éteintes ; respiration encore simple ; pas d'accès, pas de tirage permanent.

Fausses membranes dans la gorge et sur les lèvres.

Le 7. Respiration gênée. T 40°.

Le 8. Cyanose, asphyxie progressive. Mort à 5 heures du soir.

Observation XXXVII

Rougeole. Diphtérie oculaire et faciale. Mort.

Pay... (Alice), 4 ans 1/2, entrée le 30 mai 1883 au pavillon Bretonneau, service de M. le Dr Triboulet.

La malade vient du service de chirurgie où elle était traitée pour une ostéite de l'os malaire. Elle sort d'avoir la rougeole.

Actuellement, conjonctivite diphtérique : des fausses membranes couvrent les deux paupières de l'œil droit et une grande partie de la joue de ce côté. Toute cette partie de la face est tuméfiée, rouge et tendue.

A gauche, gonflement, mais pas de fausses membranes.

Pas d'angine ni de croup.

Mort le 31 mai.

Observation XXXVIII

Rougeole. Angine et croup. Guérison?

Gent... (Jeanne), 5 ans, entrée le 11 mai 1883 au pavillon Bretonneau (filles, n° 6), service de M. le Dr Triboulet.

A eu la rougeole il y a 6 jours.

Toux rauque depuis ce moment, voix éteinte depuis deux jours. Actuellement toux rauque, presque éteinte. Pas de troubles de la respiration.

Pas de coryza.

Rien dans les poumons.

Gorge : rougeur et gonflement des amygdales; une petite plaque grisâtre sur l'amygdale droite.

Traitement : chlorate de potasse ; tartre stibié, 3 centigr.

14 mai. La voix redevient claire. Respiration très pure.

Emmenée par ses parents, le 24 mai.

OBSERVATION XXXIX

Rougeole. Angine diphtérique. Guérison.

Har... entrée le 13 juin 1885 au pavillon Bretonneau (filles, nº 3), service de M. le Dr Triboulet.

Rougeole il y a quelques jours. Coryza à la suite. Malade depuis trois jours. Angine : le voile du palais et les amygdales sont recouverts de fausses membranes grisâtres, d'odeur fétide. Tuméfaction des ganglions sous-maxillaires, surtout à droite.

Sur la lèvre supérieure, petite plaque blanchâtre, d'aspect diphtérique.

Pas de croup.

Le 14. Gorge dans le même état. Voix nasonnée.

Le 16. Diminution de l'engorgement ganglionnaire. La voix est revenue.

Le 20. L'enfant commence à se lever.

Sort guérie le 28 juin.

OBSERVATION XL

Rougeole. Paralysie diphtérique. Mort.

Manch... (Jean), entré le 15 décembre 1885 au pavillon d'isolement, service de M. le Dr Descroizilles.

L'enfant est en pleine rougeole. Depuis le début de sa maladie, il souffre de la gorge.

Amygdales et luette recouvertes de fausses membranes ; au-dessous, la muqueuse est ulcérée. Adénite douloureuse, bilatérale. Coryza intense.

Cependant l'état général ne semble pas très atteint ; l'appétit est conservé. Pas d'albumine dans les urines. Respiration un peu rude à droite.

16 janvier. Le matin, l'enfant a eu du tirage pendant quelques instants. A 11 heures 1/2 il a été pris subitement, en mangeant, de collapsus, et il est mort instantanément.

L'autopsie montra des fausses membranes dans le larynx et la trachée, et des lésions débutantes de broncho-pneumonie dans les deux poumons.

OBSERVATION XLI

Rougeole. Croup non opéré. Mort.

Gorrich... (Louise), 12 ans, entrée le 20 novembre 1885 au pavillon d'isolement, service de M. le Dr Descroizilles.

Elle a eu la fièvre typhoïde il y a un mois et demi, et la rougeole il y a huit jours. Depuis dix jours elle a mal à la gorge, mais surtout depuis avant-hier.

20 novembre. Rien dans la gorge. Adénopathie légère, un peu douloureuse.

Respiration pure. Voix éteinte. Tousse peu. Pas de tirage.

Hier matin, elle a craché beaucoup de peaux. Ce matin, elle a rendu en toussant des petites fausses membranes molles.

Le 22. Depuis son entrée, l'enfant rend beaucoup de fausses membranes, grandes et petites.

Le 23. La nuit a été mauvaise. Murmure vésiculaire très affaibli ; quelques râles sous-crépitants dans les deux poumons.

Un peu d'albumine dans l'urine.

Le 24. Respiration anhélante, cyanose. On n'entend presque plus le murmure vésiculaire.

Morte le 25 au matin.

Observation XLII

Rougeole. Angine diphtérique. Mort.

Guill... (Emile), 2 ans, entré le 25 février 1878 à l'hôpital Ste-Eugénie, salle St-Benjamin, service de M. le Dr J. Bergeron.

A eu la rougeole il y a un mois, à la suite, conjonctivite et blépharite. — Malade depuis ce matin, il y a, dit-on, des angines à l'orphelinat où se trouvait l'enfant.

Coryza non spécifique. Engorgement ganglionnaire sous-sterno-mastoïdien. La face interne des amygdales et le pharynx sont recouverts d'une couche continue de fausses membranes grisâtres. La respiration paraît légèrement gênée.

Pas d'albuminurie.

Mort le 26.

Autopsie le 27 : il y avait des fausses membranes dans le larynx, bien qu'il n'y eût aucun signe de croup.

Observation XLIII

Rougeole. Diphtérie généralisée. Mort.

Léop... (Sophie), 3 ans et demi, entrée le 22 février 1877, salle Ste-Mathilde, service de M. le Dr Bergeron.

Sortie depuis huit jours du Dépôt, où elle avait été mise pendant que sa mère était à l'hôpital. L'enfant y aurait eu la rougeole, et depuis ce temps, elle est dans un état très grave : inappétence complète, diarrhée liquide très abondante, écoulement purulent par le nez, lèvres couvertes de fuliginosités et de croûtes sanguines, commissures ulcérées. L'œil droit est le siège d'une conjonctivite purulente. Plaques d'eczéma impétigineux sur la tête.

Fausses membranes dans le sillon gingivo-labial et sur le voile du palais. Rien dans le larynx ni dans les poumons.

Fièvre vive (40°), urines albumineuses.

Le 23. Les lèvres et les paupières sont plus tuméfiées qu'hier ; à la face interne de la paupière supérieure droite, exsudat pseudo-membraneux.

Ecoulement nasal spécifique, jaune et transparent, narines tapissées de fausses membranes. En détachant les fausses membranes des commissures labiales, on découvre des ulcérations qui se continuent le long de la paroi buccale.

Toute la partie postérieure de la voûte palatine, les parties latérales du pharynx et les amygdales sont recouvertes de fausses membranes.

Le 24. Collapsus : extrémités froides, cyanosées, sans pouls. Respiration fréquente, sans qu'il existe rien du côté du larynx. Suintement noir, sanguin, au niveau des narines.

Mort par intoxication diphtérique.

OBSERVATION XLIV

Rougeole. Diphtérie. Mort.

Arg... (Auguste), entré le 17 décembre 1877, salle St-Benjamin, service de M. le Dr Bergeron.

Malade depuis deux jours, toux, mal de gorge, coryza, éternuements. Yeux larmoyants, conjonctives très injectées. Langue blanche, fond de la gorge rouge et tuméfié. Dans la poitrine, quelques rhonchus et quelques râles sous-crépitants très rares, à la base droite.

Le 18. Eruption de rougeole aussi caractérisée que possible. Amygdale droite très tuméfiée, et recouverte d'un enduit pseudo-membraneux épais.

Le 20. Défervescence complète. L'amygdale s'est un peu détergée, mais il reste un exsudat opalin.

Le 22. Disparition de la fausse membrane. Formation d'un bubon sous-maxillaire du côté droit.

Le 25. L'amygdale se recouvre de nouveau de fausses membranes. Le bubon sous-maxillaire est énorme, mais peu douloureux; on n'y perçoit pas de fluctuation.

9 janvier 1878. Le bubon a été ouvert; les ganglions suppurés restent indurés. L'enfant est languissant, ne mange pas. Albumine dans l'urine.

Hier l'enfant a eu un vomissement. Pas de diarrhée.

Le 10. Broncho-pneumonie du sommet droit.

Le 11. Paralysie du voile de palais.

L'enfant meurt subitement le 12, sans avoir eu précédemment d'autres signes de paralysie que ceux notés la veille.

Autopsie : thrombose cardiaque.

OBSERVATION XLV

Rougeole. Croup. Mort.

Thu... (Louise), 2 ans et demi, entrée le 25 janvier 1877, salle Ste-Mathilde, service de M. le Dr Bergeron.

Eruption confluente de rougeole la nuit dernière.

Le 28. Disparition de l'exanthème, diminution de la fièvre. Quelques râles au sommet droit.

Le 29. Ce matin, la fièvre reparaît (T. 40°,2); l'enfant est plus abattue; la lèvre supérieure porte des traînées de limaces, sans écoulement spécifique; les ganglions sous-maxillaires sont tuméfiés. Isthme du gosier rouge, mais sans exsudat.

Injection d'eau de chaux dans les narines. Tartre stibié, 2 cg. Copahu.

Le 30. L'écoulement nasal est spécifique.

1er février. La température monte incessamment : T. 40°,4
et 40°,6. Le côté droit de la face est déformé par un énorme
bubon. Des ulcérations phagédéniques se produisent sur les
lèvres, mais on ne voit pas de fausses membranes.

Voix complètement éteinte.

Mort dans la journée.

Observation XLVI

A. Wins. Revue mens. des mal. de l'enfance, 1884, p. 314.

Rougeole. Diphtérie prolongée. Guérison.

Le 3 janvier 1884, la jeune Fil... (Marie), âgée de 6 ans, entre
dans nos salles (service de M. Blachez) pour une rougeole dont
l'éruption existe déjà, et qui va suivre son cours normal.

L'enfant allait bien, quand, le 12 janvier, elle se plaint de
mal de gorge ; il y a à ce moment une angine simple, et la température s'élève successivement le soir à 39°,4, 39°,5, 40°, avec
légère rémission matinale.

Le 14, les fausses membranes tapissent l'amygdale gauche,
le 15, les deux amygdales, les piliers du voile du palais en sont
de même revêtus ; il y a de plus un engorgement ganglionnaire
cervical des deux côtés.

Cette angine diphtérique reste bénigne, et le 26 janvier,
douze jours après son début, les fausses membranes cessent de
se produire, mais du côté droit l'engorgement persiste, un
abcès se forme, devient bientôt superficiel, et guérit rapidement par une petite incision.

L'examen des urines, fait à plusieurs reprises, pendant l'évolution de l'angine, montre un léger nuage d'albumine, mais dès
le 28 janvier, l'albumine disparaît et la température restera
normale.

Nous arrivons maintenant à la localisation de la diphtérie sur la muqueuse de la lèvre inférieure.

Durant le cours de l'angine, le 19 janvier, alors que les fausses membranes étaient en pleine évolution sur le pharynx et les amygdales, apparaît sur la lèvre inférieure, du côté gauche, une plaque diphtérique large de deux centimètres.

Le 22 janvier, deux nouvelles plaques de même dimension se forment sur le côté droit de cette lèvre, plaques qui n'existent plus le 6 février.

Toutes ces fausses membranes, qui vont successivement se développer, garderont à peu près les mêmes dimensions variant du volume d'une lentille à celui d'un haricot.

Le 11 février, nouvelle fausse membrane sur le côté gauche de la muqueuse labiale; elle persiste encore lorsque, le 15, deux plaques font leur apparition et se terminent le 18.

Le 19, deux plaques se reforment, et ont une durée de quatre jours; d'ailleurs, parmi celles qui vont se produire le 25 février, le 4, le 16 et le 24 mars, aucune n'aura de durée plus longue.

Le 28 mars cesse la dernière fausse membrane, et la diphtérie s'est ainsi prolongée pendant soixante-dix jours.

L'enfant fut longtemps d'une grande faiblesse, et ce n'est que dans les derniers jours de mars qu'elle reprit sa gaieté et son entrain.

Observation XLVII

Rougeole. Angine et croup. Scarlatine. Ophtalmie purulente. Broncho-pneumonie. Mort (Résumée).

Dup... (Louis-Auguste), 22 mois, entré le 19 juin 1876, salle St-Benjamin, service de M. le Dr Bergeron.

A eu la rougeole il y a quinze jours.

Depuis deux jours seulement, on s'est aperçu que l'enfant avait mal à la gorge. Vomitifs répétés.

Pourtour de l'isthme du gosier rouge et tuméfié ; on ne trouve plus qu'un reste de fausse membrane sur l'amygdale gauche. Empâtement sous-maxillaire très marqué. Pas de coryza. Toux rauque, croupale. Peu de tirage cervical, tirage abdominal assez marqué.

Le 21. Extension des fausses membranes sur les deux amygdales, et la base de la luette.

Le 22. Toux moins rauque, respiration plus facile.

Le 25. Léger épanchement pleurétique à la base gauche.

4 juillet. L'enfant allait passablement, quand hier soir, il a été pris d'une fièvre vive. Le matin, éruption de scarlatine surtout accusée au cou. Angine pultacée.

Le 5. L'exsudat de la gorge prend l'aspect pseudo-membraneux. Les yeux sont très injectés, et l'on voit s'écouler de la commissure externe droite un liquide séro-sanguinolent, analogue à celui qui s'écoule par les fosses nasales dans la diphtérie, mais sans traces de fausses membranes sur la conjonctive.

Le 6. Disparition de l'exanthème.

Respiration soufflante aux deux bases.

Les lèvres sont couvertes de fuliginosités sanguinolentes, sans diphtérie.

Le 7. A l'ophthalmie catarrhale a succédé une ophtalmie purulente. Tuméfaction considérable des paupières qui, quand on les écarte, laissent échapper du pus.

Le souffle persiste aux deux bases, mélangé de râles du côté droit.

Le 8. Asphyxie. Mort.

Observation XLVIII

Rougeole. Paralysie diphtérique? Mort (Résumée).

Bell... (Marie-Charlotte), quatre ans, entrée le 11 octobre 1877 à l'hôpital Ste-Eugénie, salle Ste-Mathilde, service de M. le Dʳ Bergeron.

A eu la rougeole le 15 août dernier. Depuis ce temps, elle n'aurait cessé de tousser.

Il y a une huitaine de jours, les parents ont constaté de l'affaiblissement dans les mouvements du membre supérieur. Voix nasonnée, toux éteinte. (Les parents n'ont pas dit que l'enfant ait eu une angine ; on retrouve cependant les ganglions un peu gros sous les angles de la mâchoire.) La déglutition ne provoque pas le rejet des liquides par le nez, mais détermine de la toux avec le caractère paralytique. Affaiblissement des muscles des membres supérieurs et inférieurs.

A l'auscultation, on entend un bruit produit par des mucosités trachéales, mais rien dans les poumons.

A deux reprises différentes, à huit jours d'intervalle, accès d'asphyxie ; le premier s'est arrêté par l'électrisation des muscles inspirateurs et du diaphragme, le second n'a pu être modifié par l'électrisation. L'enfant s'est asphyxiée lentement, et est morte le 21 octobre.

Autopsie. — Atélectasie des lobes inférieurs des deux poumons. Bronches contiennent du muco-pus épais. Pas d'obstacle matériel pouvant rendre compte de l'asphyxie, qui était bien d'origine paralytique.

Observations de rougeole après diphtérie.

OBSERVATION I

Angine. Croup (?). Rougeole. Guérison.

Duviv... (Louise), 7 ans, entrée au pavillon Bretonneau le 18 juillet 1883.

Malade depuis deux jours. Toux rauque depuis hier soir. Angine : une petite fausse membrane sur l'amygdale.

Pas d'engorgement ganglionnaire.

Croup ? Toux rauque ; pas d'accès ni de tirage.

Respiration pure.

20 juillet. Ce matin, rougeole : éruption discrète sur la face et le tronc.

La gorge est seulement rouge, sans fausses membranes. La voix et la toux restent enrouées jusqu'au 30 juillet.

Après une légère bronchite, la malade sort définitivement guérie le 12 août.

OBSERVATION II

Angine et croup. Rougeole consécutive. Guérison.

Lauv... (Constant), 2 ans 1/2, entré le 17 juillet 1884 au pavillon Bretonneau, service de M. le Dr Cadet de Gassicourt.

Angine et croup depuis trois jours. Accès de suffocation depuis hier matin, très forts hier soir et cette nuit.

Le 18. Ce matin plus calme. Léger tirage sus et sous-sternal. Respiration très obscure, mais non abolie.

Angine assez intense, mais avec très peu d'engorgement ganglionnaire.

Le 19. Pas de nouveaux accès de suffocation. Le tirage persiste.

Les fausses membranes du pharynx ont beaucoup diminué.

Le 20. Diminution du tirage. La respiration s'entend beaucoup mieux, surtout à gauche.

Le 21. Très bon état. Calme. Plus de tirage.

Le 24. Se lève toute la journée. Respiration pure, plus de raucité de la voix.

Le 30. Rougeole au début.

Cette rougeole évolue normalement par la suite, sans complications, et l'enfant sort guéri le 10 août.

OBSERVATION III

Angine et croup opéré. Rougeole dans la convalescence. Guérison.

Batif... (Marius), 4 ans, entré au pavillon Bretonneau le 17 juillet 1884.

Angine et croup depuis deux jours. Tirage considérable. Opéré une heure après l'entrée.

Le 18. Calme ce matin.

Le 20. Le mieux s'accentue de plus en plus.

Le 24. Respiration pure ; sans canule depuis ce matin.

Le 28. On n'a pas remis la canule. Bon état.

3 août. Fièvre vive. T. s. $= 41°,6 -$ T. m. $= 41°$. La plaie se rouvre un peu.

Le 4. Vomissement et diarrhée pendant la nuit. Respiration obscure, quelques râles.

Le 9. Moins de fièvre. Presque plus de râles, respiration assez pure.

Le 10. Nouvelle poussée fébrile ; hier soir, 40°. Quintes de toux dans la nuit.

Le 15. L'enfant a encore eu un peu de fièvre hier soir ; ce matin, yeux larmoyants et rougeur de la face.

Le 16. Rougeole nette, qui évolue sans complications par la suite.

Sorti guéri le 28 août.

Observation IV

R. Rosenthal. Charité-Annalen, 1885.

Diphtérie. Rougeole consécutive.

127. Ida Wil..., 2 ans, malade depuis le 3 juin 1882, entre le 11 juin.

Dyspnée, cyanose, trachéotomie.

Le 13. Rougeole. T. = 39°,4. Bronchite.

Le 18. Enlèvement de la canule.

Sort guérie.

Observation V

Henoch, *loc. cit.*, p. 504.

Anne Th., 5 ans, admise le 10 mars 1873 avec coqueluche et diphtérie. Aphonie complète qui fait craindre le croup, et change le gémissement de la coqueluche en un bruit rauque et strident. Albuminurie. Amélioration à partir du 15 ; guérison le 20.

Le 10 avril, fièvre ; dès le 12, éruption rubéolique avec fort catarrhe bronchique et angine. Guérison.

Dans les premiers jours de mai, fièvre typhoïde. Guérison.

Observation VI

Béclère. Th. de Paris, 1882.

Diphtérie. Rougeole consécutive.

Obs. XVII. Hib... (Louis), 6 ans.
12 février 1881. Ophtalmie purulente.
Le 23. Angine diphtérique.
7 mars. Rougeole.
Le 24. Sort guéri.

Observation VII

Obs. XLII. — Delhorbe (Paul), 2 ans.
27 janvier 1881. Angine diphtérique.
19 février. Rougeole. Broncho-pneumonie double. Mort.

Observation VIII

Henoch, *loc. cit.*, p. 551.

Diphtérie. Rougeole. Mort.

Chez une petite fille de trois ans, souffrant encore d'adénite et de phlegmons sous-maxillaires à la suite d'une diphtérie, la rougeole fit éruption le 14 février 1878. Sous son influence, les phlegmons, qui entre temps avaient suppuré et avaient été ouverts, étaient devenus fort gangréneux au bout de dix jours. Temp. toujours 40° à 40°,6. Visage fort œdémateux; la chambre était empestée par l'odeur gangréneuse. Mort par collapsus et broncho-pneumonie double.

OBSERVATION IX

Angine et croup opéré. Eruption morbilliforme. Guérison.

Lefèv..., (Edmond), entré le 23 juillet 1883 au pavillon Bretonneau.

Angine depuis huit jours. Toux rauque depuis quatre jours, accès de suffocation depuis avant-hier.

Tirage, forts accès. Opéré à l'entrée ; rejet de fausses membranes ; soulagement.

Angine moyenne, engorgement ganglionnaire notable. Pas de jetage.

25 juillet. Le malade va très bien ; on retire la canule.

Le 26. Apparition à la face et au tronc de taches érythémateuses. Malgré l'absence de coryza et de conjonctivite, on porte le diagnostic rougeole.

L'erreur est reconnue le lendemain, l'éruption s'éteint. T. = 37°,6.

Le 31. Le malade commence à se lever.

1er août. Dans la nuit, accès terrible de faux croup. On prescrit un vomitif, qui amène un grand soulagement.

Le malade sort guéri le 5 août.

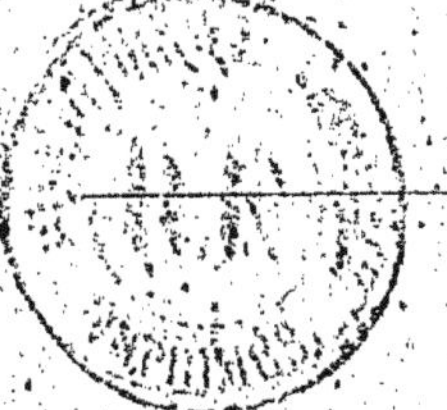

CONCLUSIONS

La diphtérie est, dans certaines circonstances, et principalement dans les hôpitaux d'enfants, une complication assez fréquente de la rougeole.

Peu différente, au point de vue des symptômes, de la diphtérie primitive, elle se fait surtout remarquer par sa tendance à l'extension, et par son effrayante mortalité. La plupart des malades succombent, soit par intoxication diphtérique, soit par broncho-pneumonie.

La trachéotomie ne doit cependant pas être rejetée dans les cas de croup morbilleux ; elle reste la dernière ressource, et l'on doit la tenter, malgré les circonstances défavorables que crée la rougeole.

La nature des complications pseudo-membraneuses de la rougeole reste sujette à discussion ; nous croyons que la diphtérie peut être admise dans tous les cas.

Considérant l'insuffisance des ressources thérapeutiques contre cette forme de diphtérie secondaire, tous les soins doivent se porter sur la prophylaxie, et, dans le cas qui nous occupe, comme dans beaucoup d'autres, on doit demander la continuation et le perfectionnement de mesures d'isolement, pendant trop longtemps retardées.

TABLE DES MATIÈRES

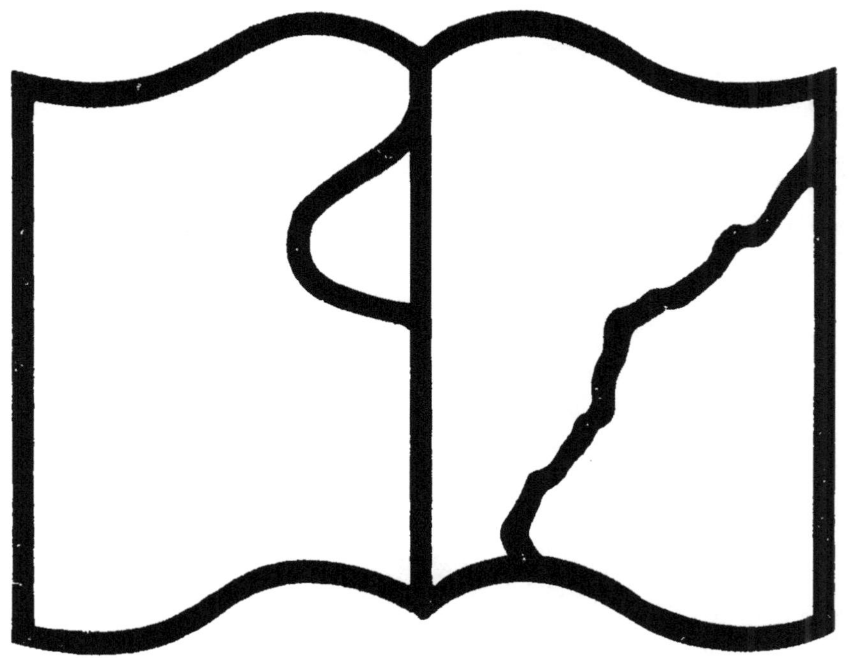

Texte détérioré — reliure défectueuse

NF Z 43-120-11

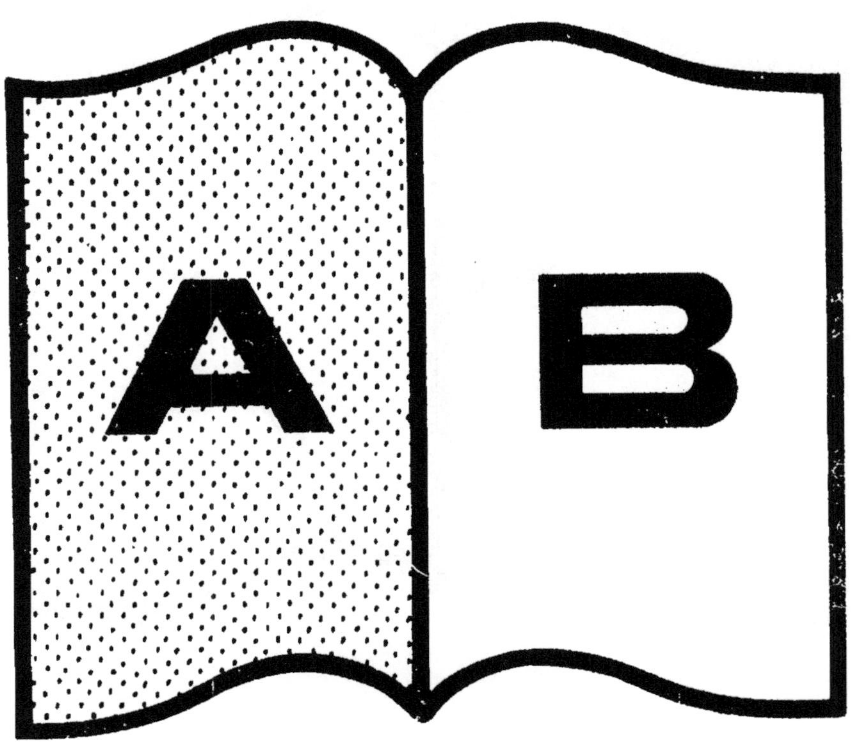

Contraste insuffisant

NF Z 43-120-14